HÄDECKE

Prof. Dr. med. Olaf Adam

Ilona Paysen Dr. Bettina Lassnack Carolin Schnurr

Essen & abnehmen!

Das KFZ-Prinzip fürs Büro und unterwegs.

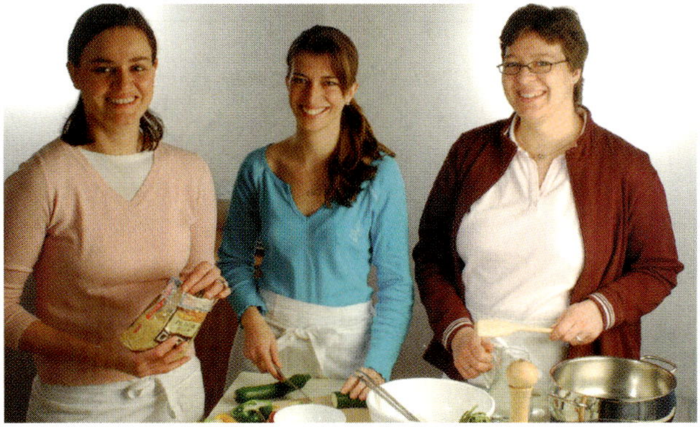

Die Rezept-Autorinnen Dr. Bettina Lassnack, Carolin Schnurr und Ilona Paysen (von links nach rechts) wünschen guten Appetit und viel Erfolg beim genussvollen Abnehmen nach dem KFZ-Prinzip.

Impressum

ISBN 978-3-7750-0472-5

Bücher für mehr Genuss: www.haedecke-verlag.de

Gesamtgestaltung: dyadesign, Düsseldorf
Fotos: Studio L'Eveque T. & H. Bischof, München
Abbildungen Seite 7 oben: www.istockphoto.com
Lektorat: Monika Graff

5 4 3 2 1 | 2011 2010 2009 2008 2007

Printed in EU

1-60

Inhalt

Rezepte

Vorwort

Genussvoll essen und abnehmen, ohne zu hungern – geht das?

Sie meinen, das sei ein Widerspruch? Keineswegs! Man muss es nur richtig machen. Wir sind Geschöpfe der Natur und deshalb gelten auch die Naturgesetze für uns. Wenn unser Körper auf »Fett speichern« eingestellt ist, landet das gegessene Fett in den »Rettungsringen« um den Bauch. Haben wir dagegen den Körper auf »Leistung« eingestellt, benutzt er die Nahrung, um uns körperlich und geistig leistungsfähiger, ausdauernder und fitter zu machen.

In unserer Nahrung sind Kohlenhydrate und Fette enthalten. Kohlenhydrate programmieren Ihren Körper auf Leistung, sie werden schnell verbrannt und liefern rasch Energie. Diese ist aber schnell verbraucht – wie das Benzin in einem Sportwagen. Dagegen hält Fett, der Diesel unter den Kraftstoffen, lange vor. Das heißt, Sie müssen lange arbeiten, bis die Fettpolster abgebaut sind. Ebenso kann ein Dieselauto weit fahren, bis der gesamte Treibstoff verbraucht ist.

Für Sie ist es nun Zeit, den »Tank« nicht weiter zu füllen, sondern das Fett in Energie umzuwandeln. Dabei hilft das KFZ-Prinzip. Damit können Sie durch eine zeitlich richtige Zufuhr von Kohlenhydraten und Fetten Ihren Körper auf Leistung und nicht auf Fettspeicherung programmieren. Durch die Zwischenmahlzeiten verhindern Sie Hungerattacken und bleiben während des ganzen Tages leistungsfähig.

Wie das genau geht, erfahren Sie im Buch »Die KFZ-Diät«, das im selben Verlag erschienen ist (vgl. Informationen auf Seite ...).

Aber was machen Sie, wenn Sie unterwegs sind oder den ganzen Tag im Büro arbeiten müssen und Ihre einzigen Möglichkeiten mittags zu essen, lediglich Raststätten oder Kantinen bieten? Dort sind die Speisen oft so fettig zubereitet, dass jedes Vorhaben, ein gesundes und leichtes Mittagessen zu sich zu nehmen, im Ansatz scheitern muss. Danach fühlt man sich meist müde und kann sich nicht mehr konzentrieren. Für genau dieses Problem bietet Ihnen unser Buch schmackhafte Lösungen an.

Wir wünschen Ihnen viel Spaß bei der Zubereitung und einen guten Appetit!

Tipps

Die Rezepte dieses Buches sind ideal für alle, die ein schnelles, leichtes und gesundes Mittagessen schätzen und auch im Büro oder unterwegs nicht darauf verzichten wollen.

Die Ernährungsweise nach dem KFZ-Prinzip basiert auf der zeitlichen Trennung von Kohlenhydraten und Fetten:

Frühstück	Zwischenmahlzeit	Mittag	Zwischenmahlzeit	Abend	Spätmahlzeit
Kohlenhydratmahlzeit	Kohlenhydrate	Kohlenhydratmahlzeit	neutral	Fettmahlzeit	Fett/ neutral

Alle Rezepte sind auch für ungeübte Köche leicht zuzubereiten, enthalten so gut wie kein Fett und sind zudem schmackhaft und abwechslungsreich.

Symbole und zahlreiche Tipps rund um Einkauf, Zubereitung und Aufbewahrung helfen Ihnen, Alltag, Gewichtsabnahme und gesunde Ernährung zu organisieren.

Neutrale Gerichte die Sie rund um die Uhr genießen können sind mit einem »Wecker« gekennzeichnet.

Einkauf

Organisation und Planung ist alles! Gehen Sie nie mit knurrendem Magen zum Einkaufen. Überlegen Sie sich gezielt im Voraus, was Sie in der nächsten Woche essen wollen und erstellen Sie eine Einkaufsliste. Wenn Sie einmal in der Woche einkaufen gehen, sparen Sie sich jede Menge Zeit und können Ihren wohlverdienten Feierabend stressfrei genießen.

Zubereitung

Die Rezepte sind in der Regel für 2 Portionen berechnet, Ausnahmen sind z.B. Aufläufe, Gebäck und Fruchtaufstriche. Die Aufzählung der Zutaten entspricht der Reihenfolge ihrer Verwendung.

Die Symbole »1, 2, 3 Kochlöffel« geben Ihnen eine Hilfestellung, um den Aufwand für die Zubereitung der Gerichte einschätzen zu können:

wenig Aufwand

etwas mehr Aufwand

größerer Aufwand

Aufwärmen

Die zubereiteten Gerichte lassen sich im Büro, je nach Möglichkeiten, in der Mikrowelle, im Backofen oder auf der Herdplatte gut erwärmen.

Lagerung

Damit Sie Zeit sparen, empfiehlt es sich die Rezeptmengen zu verdoppeln und die Hälfte einzufrieren. Besonders geeignete Rezepte sind mit einem gekennzeichnet.

Kochausrüstung & kleine Helfer

Man kann viel Zeit und Mühe sparen, wenn man die richtigen Kochutensilien in der Küche hat. Damit die Rezepte auch schnell und problemlos von der Hand gehen, hier die wichtigsten Helfer.

Gut beschichtete Pfannen und Töpfe

Das A und O für fettfreies Braten und Dünsten, besonders wichtig für die Kohlenhydratphase.

Wasserkocher

Kleinere Wassermengen lassen sich mit dem Wasserkocher am schnellsten und energiesparendsten erhitzen.

Blitzhacker

Besonders empfehlenswert für Zwiebelschälfeinde. Mit dem Blitzhacker geht's schnell und es gibt keine Tränen. Klappt auch für Knoblauch und Kräuter.

Stabmixer

Cremige Suppen und Aufstriche gelingen mit einem Stabmixer im Handumdrehen.

Vorratsbehälter

Zum Einfrieren, Aufbewahren und natürlich für Unterwegs zum Mitnehmen oder für das Büro.
Gut schließende Plastikbehälter, Thermoskannen, Flaschen oder Isoliergefäße aus Edelstahl sind das absolute Muss für jeden, der viel auf Achse ist und überall kalte oder warme Gerichte nach dem KFZ-Prinzip genießen will.

Beispiele für geeignete Vorratsbehälter:

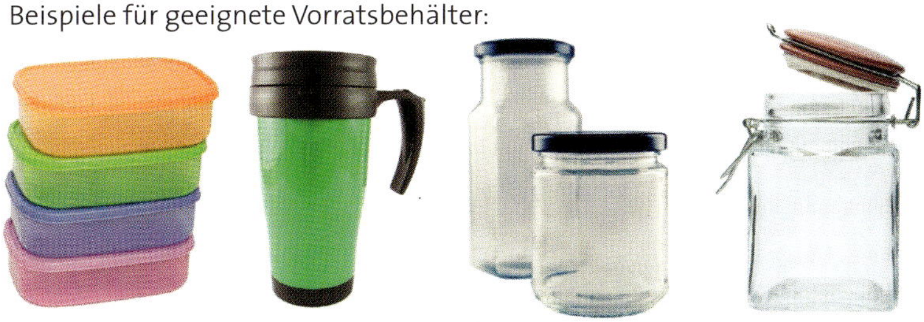

Was muss in den Vorratsschrank?

Berufstätige haben meistens nicht die Zeit, sich jeden Tag frische Lebensmittel zu kaufen. Mit einer geschickten Vorratshaltung ist dies aber auch gar nicht nötig.

Trockenvorräte

Immer mit dabei sind natürlich Nudeln und Reis. Damit lassen sich schnell leckere Gerichte zaubern und man kann sie lange aufbewahren. Auch Grieß, Vanillepuddingpulver, Gemüsebrühe und Linsen sind ideale Ergänzungen für den Vorratsschrank.

Gewürze

Getrocknete bzw. gefriergetrocknete Gewürze halten sich relativ lange, wenn man sie richtig aufbewahrt, und man kann viele Gerichte damit aufpeppen. Salz, Pfeffer, Chili- oder Paprikapulver, Kräuter der Provence, Schnittlauch, Oregano, Curry und Kreuzkümmel (Cumin) bilden eine gute Grundausstattung. Wer es etwas exotischer mag, sollte auf Ingwerpulver nicht verzichten. Die Wunderknolle kann man vielseitig einsetzen und sie hat darüber hinaus eine positive Wirkung auf die Verdauung. Als flüssige Würze bieten sich Essig, Sojasauce und Worcestersauce an.

Für die »Süßen«darf Zimt und Zucker bzw. Süßstoff (je nach Verträglichkeit) nicht fehlen.

Konserven

Aus Dosentomaten lassen sich immer schnell schmackhafte, fettfreie Soßen für Pasta zaubern. Auch Tomatenmark, Ketchup oder Senf eignen sich hervorragend zum Abschmecken von Dressings, Soßen und Aufstrichen. Kidney- und Weiße Bohnen sind immergut für einen schnellen Salat.

Kalt Gelagertes

Im Tiefkühlgemüse sind alle wichtigen Nährstoffe erntefrisch konserviert und es hält sich sehr lange. Auch Magermilch, Magerjoghurt und Eier sollten nie im Kühlschrank fehlen.

Kühl und dunkel gelagert sind Kartoffeln, Zwiebeln und Knoblauch in der Vorratskammer unverzichtbar.

Rezepte

Aufstriche

Spundekäs
(2 Portionen)

100 g Frischkäse, natur, 0,2 % Fett i. Tr.
120 g Magerquark
evtl. etwas Magermilch, zum Glattrühren
½ Zwiebel
etwas Knoblauch (oder Knoblauchsalz)
Pfeffer, Salz
Paprikapulver edelsüß

1. Mit einem Schneebesen den Frischkäse und den Magerquark cremig rühren.
2. Fein gewürfelte Zwiebel und frisch gepressten Knoblauch unterrühren.
3. Mit Salz, Pfeffer und Paprikapulver abschmecken und im Kühlschrank etwas ziehen lassen.

Tipp: *Dazu schmecken kleine Salzbrezeln, Laugenbrezeln und Pellkartoffeln.*
Mit Gemüsesticks auch als neutrale Zwischenmahlzeit geeignet.

Nektarinenkonfitüre mit Kaffee und Vanille

950 g Nektarinen
Saft von 2 Zitronen
500 g Gelierzucker 2:1
5 EL Kaffeebohnen
1 Vanilleschote

1. Nektarinen einritzen und kurz in kochendes Wasser tauchen. Anschließend abschrecken, die Haut abziehen und entkernen. Die Hälfte der Nektarinen mit dem Zitronensaft im Mixer pürieren, die andere Hälfte in kleine Würfel schneiden.
2. Alles mit dem Gelierzucker mischen und ca. 3 Stunden ziehen lassen.
3. Kaffeebohnen im Mörser grob zerkleinern und in eine Filtertüte oder ein Mullsäckchen füllen, verschließen und zu den Früchten geben.
4. Vanilleschote halbieren und das Mark herauskratzen. Beides zu den Früchten geben.
5. Fruchtmischung in einem großen Topf zum Kochen bringen und unter ständigem Rühren 4 Minuten sprudelnd kochen lassen. Anschließend eine Gelierprobe (siehe nächste Seite) machen. Wenn die Konfitüre fest wird, den Topf vom Herd nehmen, Vanilleschote und Kaffeefiltertüte herausnehmen, die Konfitüre heiß in saubere Gläser füllen und sofort fest verschließen.

Tipp: *Ergibt ca. 5 kleinere Gläser.*
Die Konfitüre ist ca. 1 Jahr haltbar.

Shrimps-Aufstrich

(2 Portionen)

50 g Frischkäse, natur, 0,2 % Fett i. Tr.
50 g Magerquark
50 g Shrimps in Lake
evtl. ein Spritzer Wermut, trocken (geht aber auch ohne)
Salz, Pfeffer, Dill
etwas Tomatensaft
nach Geschmack: ein Spritzer Tabasco

1. Frischkäse und Magerquark cremig rühren.
2. Shrimps grob hacken – einige ganz lassen – und hinzufügen. Den fein gehackten Dill ebenfalls unterrühren.
3. Die Masse mit Wermut, Salz und Pfeffer abschmecken.
4. Tomatensaft unterrühren, bis die Masse eine zartrosa Farbe annimmt.

***Tipp:** Schmeckt gut zu Toastbrot oder Baguette. Mit Gemüse wird eine neutrale Zwischenmahlzeit daraus.*

Ananas-Zucchini-Konfitüre

340 g Ananas, frisch oder Konserve
660 g Zucchini
zusammen 1 kg
500 g Gelierzucker 3:1
etwas Rum

1. Ananasfruchtfleisch abtropfen lassen und in kleine Würfel schneiden. Die Zucchini waschen, von Blüten- und Stielansatz befreien und fein raspeln.
2. Beides mit dem Gelierzucker vermischen und kurz durchziehen lassen.
3. Die Frucht-Zucker-Mischung in einem großen, hohen Topf zum Kochen bringen und unter ständigem Rühren ca. 4 Minuten sprudelnd kochen lassen.
4. Kurz vor Kochende den Rum unterrühren. Anschließend eine Gelierprobe machen. Wenn die Konfitüre fest wird, den Topf vom Herd nehmen.
5. Die Konfitüre heiß in saubere Gläser füllen und sofort fest verschließen.
6. Ergibt ca. 5 kleinere Gläser. Man kann die Konfitüre ca. 1–2 Jahre aufbewahren.

Gelierprobe:
Man gibt einen Löffel heiße Fruchtzubereitung auf einen Teller und lässt sie erkalten. Anschließend wird der Teller schräg gehalten. Bleibt die Marmelade fest, ist sie bereit zum Abfüllen in die vorbereiteten Gläser. Sollte sie noch zu flüssig sein, so muss die Fruchtzubereitung noch etwas länger einkochen.

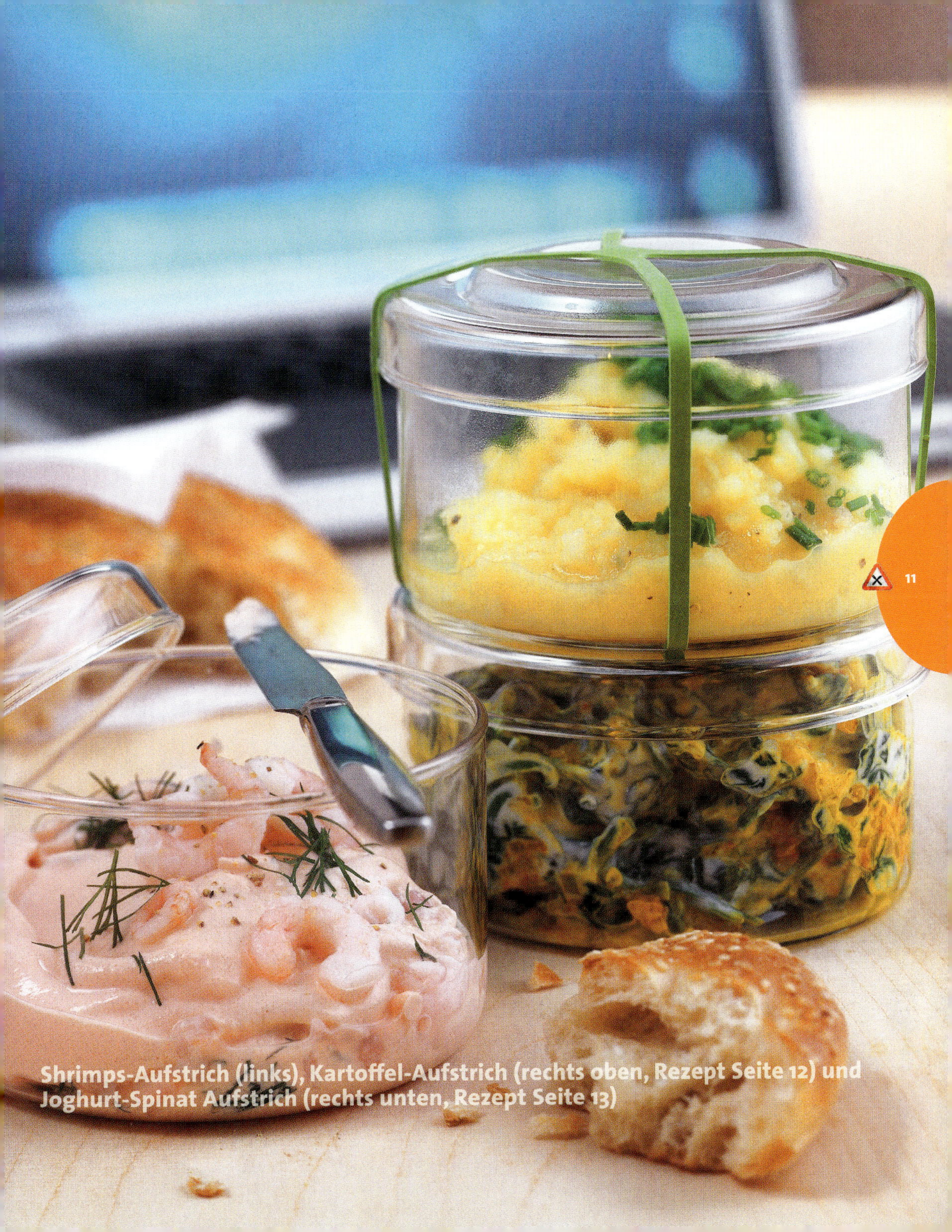

Shrimps-Aufstrich (links), Kartoffel-Aufstrich (rechts oben, Rezept Seite 12) und Joghurt-Spinat Aufstrich (rechts unten, Rezept Seite 13)

Kartoffel-Aufstrich I

(2 Portionen)

125 g Kartoffeln, festkochend
1 Knoblauchzehe
etwas Gemüsebrühe
etwas Zitronensaft
Salz, Pfeffer
½ Bund Schnittlauch, in Röllchen geschnitten

1. Pellkartoffeln zubereiten und anschließend schälen. Durch eine Kartoffelpresse drücken oder die Kartoffeln in einer Schüssel klein stampfen.
2. Den Knoblauch zu den Kartoffeln pressen. Mit Brühe, Zitronensaft, Salz und Pfeffer abschmecken.
3. Schnittlauchröllchen zufügen und untermischen.

Kartoffel-Aufstrich II

(2 Portionen)

180 g Kartoffeln (ca. 3 Stück), mehlig kochend
40 g Quark mit Joghurt, 0,2 % Fett
½ Zwiebel
etwas Gemüsebrühe
Pfeffer, Salz
2 EL Schnittlauchröllchen

1. Die Kartoffeln mit Schale gar kochen, pellen und durch eine Kartoffelpresse drücken
2. So viel Quark hinzufügen, dass eine streichfähige Masse entsteht.
3. Zwiebel fein würfeln, in der Gemüsebrühe glasig dünsten und abkühlen lassen. Dann unter die Kartoffelmasse heben. Mit Salz und Pfeffer abschmecken.
4. Die Hälfte der Schnittlauchröllchen unterrühren und die andere Hälfte obenauf streuen.

Tipp: *Schmeckt gut zu frischem Holzofenbrot.*

Möhrenaufstrich

(2 Portionen)

80 g Magerquark
etwas Magermilch oder Magerjoghurt
etwas Zitronensaft
100 g Möhren, geraspelt
½ Bund Schnittlauch, in Röllchen geschnitten
1 TL Honig
Salz, Pfeffer

1. Den Magerquark mit der Magermilch und dem Zitronensaft cremig rühren.
2. Möhrenraspel und Schnittlauchröllchen unterrühren und mit Honig, Salz und Pfeffer abschmecken.

Tipp: *Verwenden Sie junge Möhren, sonst schmeckt der Aufstrich manchmal etwas bitter. Als geschmackliche Variante passen Gewürze wie Curry oder Kreuzkümmel sehr gut.*

Joghurt-Spinat-Aufstrich

(2 Portionen)

1. Spinat gründlich waschen und klein hacken. TK-Ware auftauen und abtropfen lassen.
2. Zwiebel fein würfeln und in Gemüsebrühe andünsten. Den gepressten Knoblauch zufügen und weiterdünsten.
3. Kurkuma oder Safran zugeben und umrühren, bis die Zwiebeln schön gelb sind.
4. Spinat zufügen und köcheln lassen, bis er zusammenfällt (ca. 2–3 Minuten). Mit Salz und Pfeffer würzen und etwas abkühlen lassen.
5. Joghurt mit dem Spinat verrühren abschmecken.
6. Dazu passt Fladenbrot.

250 g Spinat (frisch) oder 150 g Tiefkühlware
1 kleine Zwiebel
etwas Gemüsebrühe
1 Knoblauchzehe
1 TL Kurkuma oder etwas Safran
Salz, Pfeffer
150 g Magerjoghurt

***Tipp:** Der Joghurt-Spinat-Aufstrich hält sich im Kühlschrank ca. 4 Tage. Ohne Brot ist der Aufstrich eine köstliche neutrale Zwischenmahlzeit.*

Zwiebel-Aufstrich

(2 Portionen)

1. Quark, Joghurt und Frischkäse miteinander verrühren.
2. Die Zwiebel fein hacken und in etwas Gemüsebrühe glasig dünsten.
3. Zwiebel unter die Masse rühren und alles mit Zwiebelsuppenpulver, Salz und Pfeffer abschmecken.

50 g Quark, mager
50 g Joghurt, mager
125 g Frischkäse, natur, 0,2 % Fett i. Tr.
1 Zwiebel
etwas Gemüsebrühe
1 EL Zwiebelsuppenpulver aus der Packung
Salz, Pfeffer

***Tipp:** Dazu schmecken kleine Salzbrezeln, Laugenbrezeln und Pellkartoffeln. Mit Gemüsesticks auch als neutrale Zwischenmahlzeit geeignet.*

Breie und Kaltschalen

Milchreis mit Himbeersauce

(2 Portionen)

700 ml Magermilch
½ Vanilleschote
1 Stück Zitronenschale, unbehandelt
1 Prise Salz
Zucker nach Geschmack
150 g Milchreis

Für die Himbeersauce:
250 g Himbeeren (TK)
Zucker nach Geschmack
1 EL Himbeergeist (nach Geschmack)

1. Die Milch mit der aufgeschnittenen Vanilleschote, der Zitronenschale, einer Prise Salz und Zucker aufkochen.
2. Reis zufügen, noch einmal kurz aufkochen lassen, dann den Herd auf niedrigste Stufe stellen. Unter gelegentlichem Rühren den Reis aufquellen lassen.
3. Inzwischen für die Himbeersauce die Himbeeren in einem Topf mit Zucker und evtl. Himbeergeist erhitzen und pürieren.
4. Zitronenschale und Vanilleschote aus dem Reis nehmen. Den Milchreis mit der Himbeersauce essen.

***Tipp:** Milchreis und Himbeersauce in getrennten Behältern transportieren.*

Pfirsich-Kaltschale

(2 Portionen)

1. Pfirsiche kreuzweise einritzen und mit kochend heißem Wasser überbrühen. Mit kaltem Wasser abschrecken, häuten, halbieren und entsteinen.
2. Die Pfirsichhälften in kleine Stücke schneiden, einige Pfirsichstücke zur Seite legen, die restlichen mit dem Orangensaft pürieren und mit Zimt abschmecken.
3. Das Pfirsichpüree mit den Pfirsichstücken mischen und kalt stellen. Vor dem Verzehr die Kaltschale mit Magerjoghurt verfeinern.

2 Pfirsiche, frisch oder Konserve
200 ml Orangensaft
etwas Zimt
2 EL Magerjoghurt (cremig gerührt)

Grießbrei mit Apfelkompott

(2 Portionen)

1. Die Milch in einem Topf mit der Zimtstange und der Zitronenschale erhitzen.
2. Grieß mit einem Schneebesen einrühren und Zucker dazugeben.
3. Auf kleiner Flamme so lange rühren, bis der Grieß die Flüssigkeit aufgenommen hat.
4. Zimtstange und Zitronenschale entfernen.
5. Schmeckt entweder kalt oder warm mit Apfelkompott.

500 ml Magermilch
½ Zimtstange
etwas unbehandelte Zitronenschale
70 g Hartweizengrieß
Zucker nach Geschmack
300 g Apfelkompott

Tipp: *Als Geschmacksvariante sind Rosinen und Sauerkirschen zu empfehlen.*

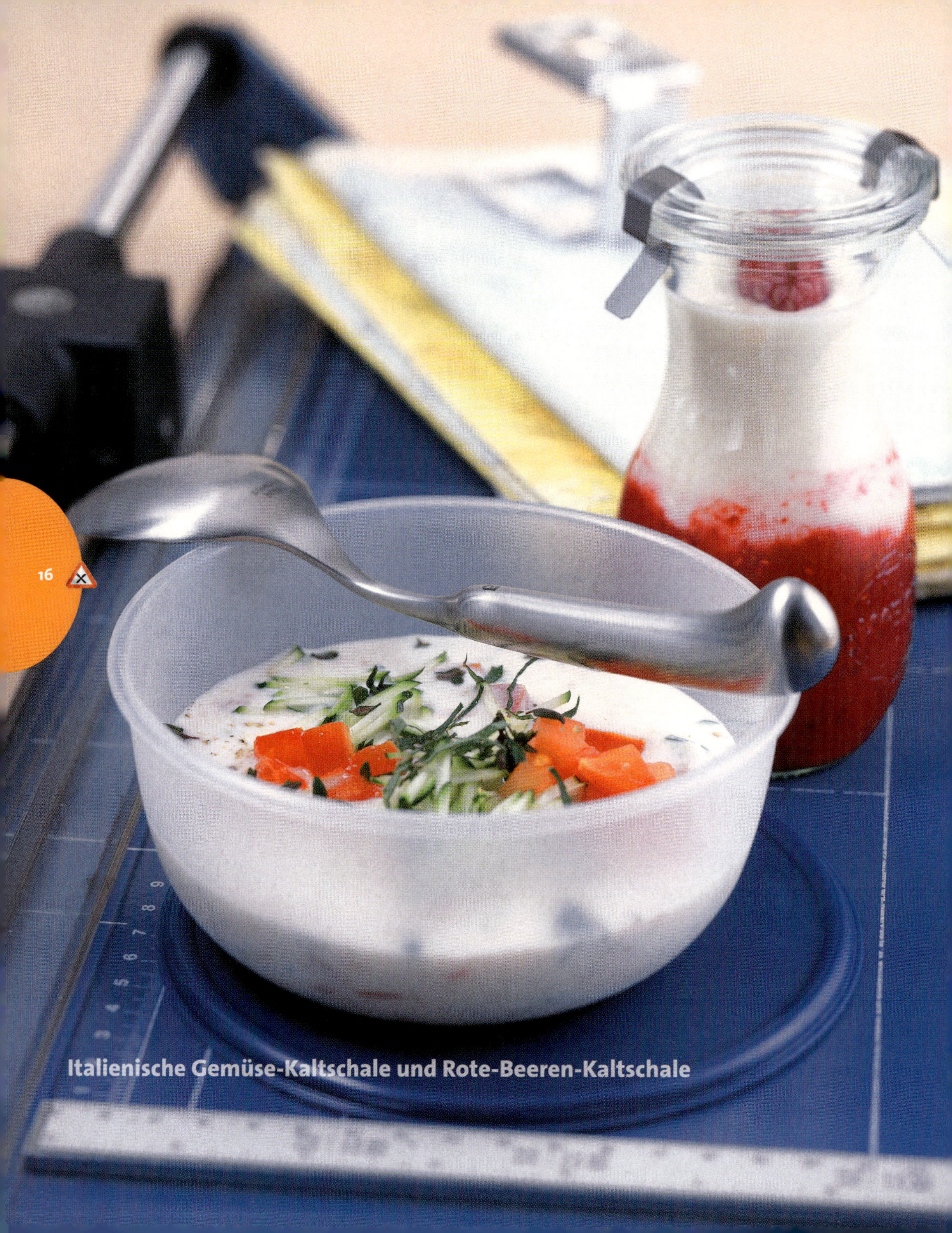

Italienische Gemüse-Kaltschale und Rote-Beeren-Kaltschale

Rote-Beeren-Kaltschale

(2 Portionen)

1. Die angetauten Beeren zusammen mit dem Honig pürieren.
2. Die pürierten Beeren in einen Behälter füllen und kalt stellen. Vor dem Verzehr den Joghurt darunter rühren.

300 g roter Beeren-Mix (TK)
2–3 TL Waldhonig oder (wenn erhältlich) Pinienhonig
300 g Magerjoghurt (cremig gerührt)

Italienische Gemüse-Kaltschale

(2 Portionen)

1. Tomaten waschen und würfeln, Zucchini waschen, längs halbieren und in feine Scheiben schneiden.
2. Den Joghurt mit der Milch glatt rühren, Zucchinischeiben und Tomatenwürfel hinzufügen, Knoblauch pellen, pressen und alles miteinander vermischen.
3. Mit Salz, Pfeffer und Kräutern abschmecken. Zum Schluss Basilikumblättchen darüber geben.

Tipp: *Kaltschale kann ohne Brot als neutrale Mahlzeit verzehrt werden*

200 g Tomaten
2 kleine Zucchini
300 g Magerjoghurt
80 ml Magermilch
1 Knoblauchzehe (oder Knoblauchsalz)
Oregano, Thymian (oder italienische Kräutermischung)
Salz, Pfeffer
frisches Basilikum
Brot (Ciabatta)

Dips

Chili-Koriander-Dip

(2 Portionen)

2 EL Zitronensaft
3 EL asiatische Fischsauce
1 Knoblauchzehe
1 Chilischote
1 TL Korianderblätter, frisch

1. Den Zitronensaft mit der Fischsauce mischen.
2. Den Knoblauch schälen und in die Sauce pressen.
3. Die Chilischote entkernen und in feine Ringe schneiden.
4. Den Koriander waschen und fein hacken.
5. Chili und Koriander unter die Sauce mischen und diese gut ziehen lassen.

***Tipp:** Zum Dippen können je nach Mahlzeit Brot (Kohlenhydrat) oder verschiedene Gemüsesorten (neutral) verwendet werden.*

Französische Sauce

(2 Portionen)

60 g Magerfrischkäse, Kräuter
40 g Magerjoghurt
½ TL Dijon-Senf
1 TL Schnittlauch
je 1 Spritzer Worcestersauce
Tabasco
Sojasauce
½ TL Pfefferkörner, grün

1. Den Magerfrischkäse, Magerjoghurt und Senf gut miteinander verrühren.
2. Den Schnittlauch waschen und in feine Röllchen schneiden.
3. Schnittlauch unter die Masse mischen und alles mit Worcestersauce, Tabasco, Sojasauce und Pfefferkörnern abschmecken.
4. Den Dip im Kühlschrank ziehen lassen.

***Tipp:** Schmeckt gut als neutrale Zwischenmahlzeit mit Rohkostgemüse oder zu Gegrilltem am Abend.*

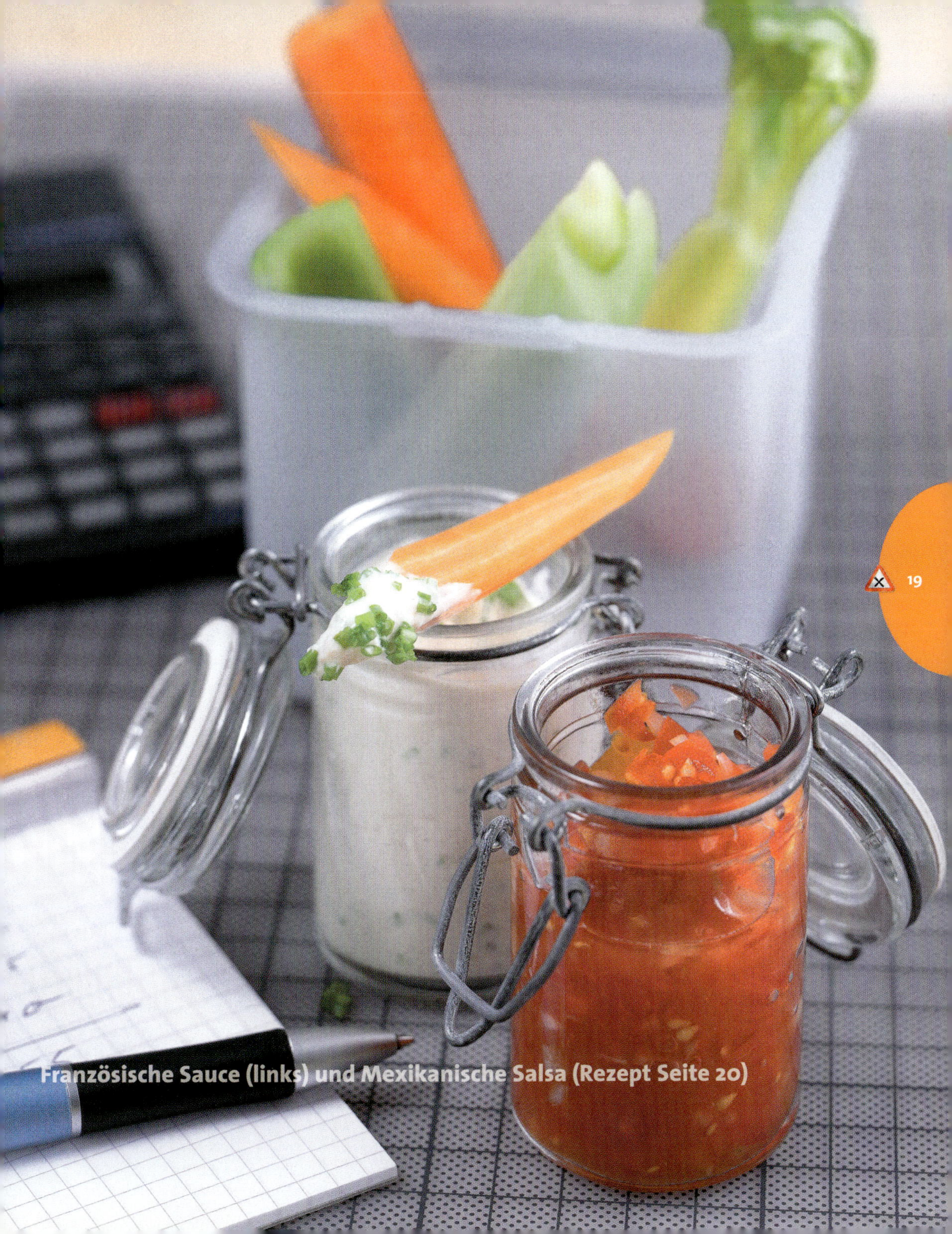

Französische Sauce (links) und Mexikanische Salsa (Rezept Seite 20)

Mexikanische Salsa

(2 Portionen)

70 g Cocktailtomaten
½ Chilischote (weniger oder mehr je nach gewünschter Schärfe)
1 Zwiebel
1 Chilischote mild (eingelegt)
Kreuzkümmel (Cumin)
Salz

1. Die Cocktailtomaten waschen, abtropfen und in kleine Würfel schneiden.
2. Die Chilischote säubern und sehr fein würfeln.
3. Zwiebel schälen und ebenfalls fein würfeln.
4. Die eingelegte Chilischote würfeln und alles unter die Tomatenwürfel mischen.
5. Die Salsa mit Kreuzkümmel (Cumin) und Salz kräftig würzen.

***Tipp:** Dazu schmecken kleine Salzbrezeln, Laugenbrezeln und Pellkartoffeln. Mit Gemüsesticks auch als neutrale Zwischenmahlzeit geeignet.*

Salsa espagnola

(2 Portionen)

2 Tomaten, frisch oder eine kleine Dose Pizzatomaten
1 Knoblauchzehe
½ Chilischote
1 EL Weißweinessig
Salz, Pfeffer
Paprikapulver
Kreuzkümmel (Cumin)
Oregano

1. Die Tomaten einritzen, mit kochendem Wasser übergießen. Wenn sich die Schale zu lösen beginnt, mit kaltem Wasser abschrecken und schälen.
2. Die Tomaten zusammen mit dem geschälten Knoblauch in einen Mixer geben.
3. Die Chilischote säubern und sehr fein würfeln.
4. Chili zusammen mit dem Essig in den Mixer geben und alles zusammen pürieren.
5. Die Salsa mit Salz, Pfeffer, Paprikapulver, Kreuzkümmel (Cumin) und Oregano kräftig würzen.

***Tipp:** Schmeckt gut als neutrale Zwischenmahlzeit mit Rohkostgemüse oder zu Gegrilltem am Abend.*

Tomatendip

(2 Portionen)

1. Den Magerquark mit Ketchup, Tomatenmark, Sherry und den Gewürzen vermengen.
2. Zum Schluss die Pfefferkörner untermischen.
3. Im Kühlschrank gut durchziehen lassen.

40 g Magerquark
20 g Ketchup
½ kl. Dose Tomatenmark (= 10 g oder 1 gehäufter EL)
1 EL Sherry
Salz, Pfeffer
Tabasco
½ TL Pfefferkörner

Zitronen-Pfeffer-Dip

(2 Portionen)

1. Zunächst die Schale einer unbehandelten Zitrone abreiben und den Saft auspressen.
2. Den Frischkäse mit dem Zitronensaft und der Magermilch verrühren. Falls der Dip zu fest wird, etwas mehr Milch verwenden.
3. Den Dip mit abgeriebener Zitronenschale, Salz, Pfeffer und den grünen Pfefferkörnern vermengen.

Tipp: *Geeignet als neutrale Zwischenmahlzeit zu Gemüsesticks oder Salat.*

1 Zitrone, unbehandelt
150 g Frischkäse, natur, 0,2 % Fett i. Tr.
2 EL Magermilch
1 Prise Zitronenschale
Salz und Pfeffer
1½ TL Pfefferkörner, grün

Drinks

Ananas Lassi

170 g Ananas in Stücken
60 g Magerjoghurt, natur
60 ml Magermilch
10 ml Ananas-Saft
2 TL Zucker oder Süßstoff
120 g Eiswürfel

1. Alle Zutaten in einem Mixer mischen, bis das Lassi schön cremig ist.
2. Das Lassi in einen Transportbehälter umfüllen und kalt stellen.

Ergibt ca. 500 ml und kann in ein geeignetes Gefäß umgefüllt werden. *(siehe Seite 6 & 7: Kochausrüstung)*

Ayran

125 g Magerjoghurt, 0,1 % Fett
125 ml Wasser
Salz nach Geschmack

1. Magerjoghurt mit einem Schneebesen glatt rühren.
2. Kaltes frisches Leitungswasser oder Mineralwasser unterrühren.
3. Ayran mit einer Prise Salz abschmecken.
4. In einen Transportbehälter füllen und kalt stellen.

***Tipp:** Ayran ist neutral und schmeckt ebenso gut, wenn man weniger Wasser verwendet und den Ayran stattdessen mit etwas Buttermilch (< 1 % Fett) oder Magermilch streckt.*
Mit frischer Minze und gut gekühlt ist Ayran ein ideales und erfrischendes Sommergetränk.

Vitaldrink

(2 Portionen)

1. Alle Zutaten in einen Mixer geben und alles cremig mischen.
2. In einen Transportbehälter füllen und kalt stellen.

235 ml Ananassaft
1 Banane
245 g Vanillejoghurt (mager)
70 g Erdbeeren
15 g Weizenkeime
3 ml (½ TL) Vanilleextrakt

Himbeer-Buttermilch-Shake

1. Die gefrorenen Himbeeren in einen Mixer geben und mit gut gekühlter Buttermilch auffüllen.
2. Vanillinzucker hinzufügen und schaumig pürieren.
3. In einen Transportbehälter füllen und kalt stellen.

100 g Himbeeren (TK)
¼ Liter Buttermilch, < 1 % Fett
etwas Vanillinzucker

Karotten-Paprika-Drink

(2 Portionen)

1. Karotten und Paprika putzen, waschen und klein schneiden.
2. Die Petersilie waschen, trocken tupfen und zerkleinern.
3. Alles in einen Mixer geben und pürieren.
4. Unter ständigem Mixen Honig und Buttermilch hinzufügen und alles auf höchster Stufe gründlich durchmixen.
5. Den Drink mit Pfeffer und Salz abschmecken, in einen Transportbehälter füllen und kühl stellen.

250 g Karotten
je 1 gelbe und rote Paprikaschote (125 g geputzt)
½ Bund Petersilie
1 TL flüssiger Honig
250 ml gut gekühlte Buttermilch, < 1 % Fett
1 Prise weißer Pfeffer
1 Prise Salz

Tipp: *Statt mit Honig mit Süßstoff gesüßt als neutrale Zwischenmahlzeit geeignet.*

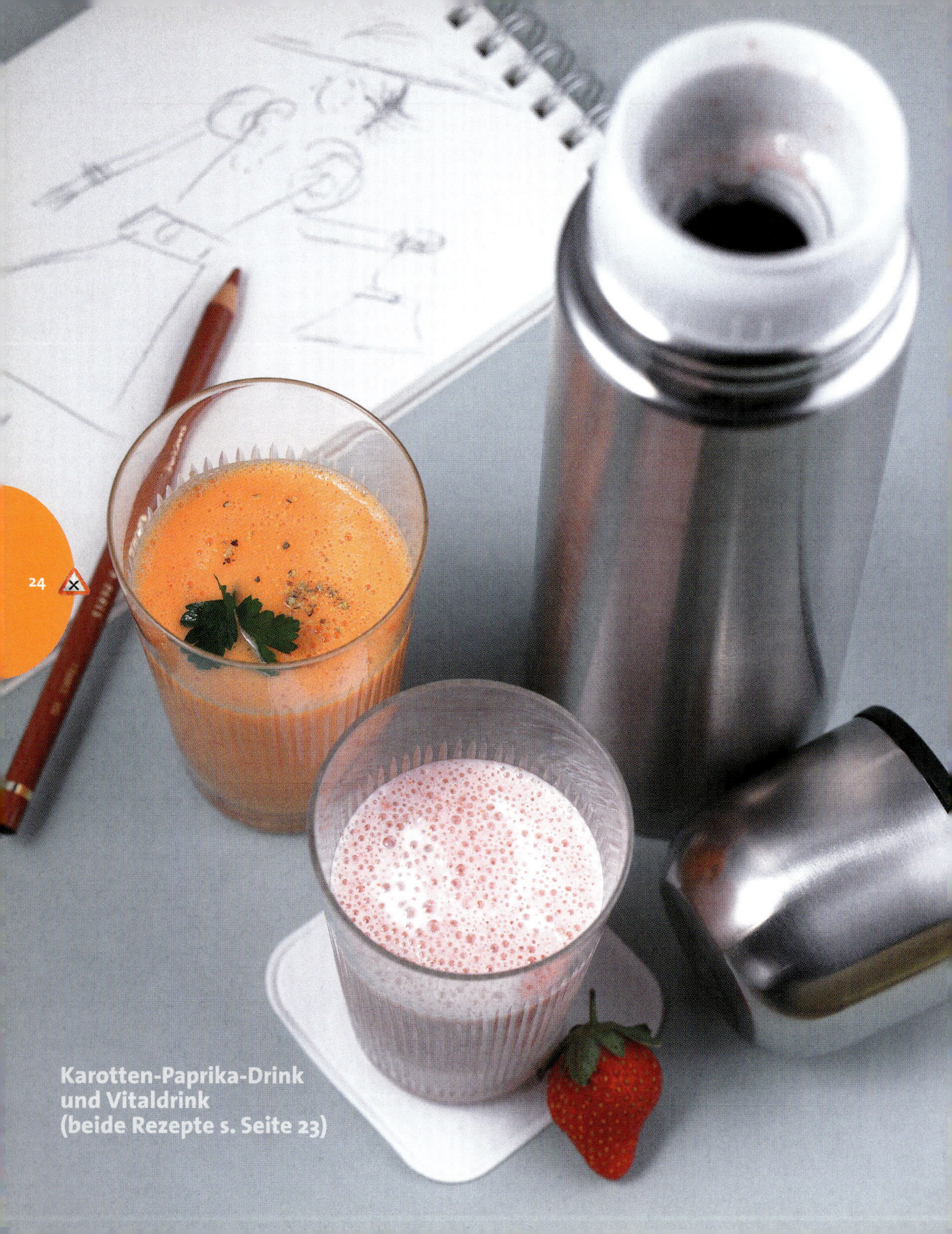

Karotten-Paprika-Drink
und Vitaldrink
(beide Rezepte s. Seite 23)

Kalte Suppen

Buttermilchsuppe

(2 Portionen)

1. Speisestärke mit der kalten Milch anrühren.
2. Buttermilch mit Salz, Zucker und Vanillezucker unterrühren, zum Kochen bringen, angerührte Speisestärke und die Limettenzesten zugeben.
3. Unter Rühren die Suppe 1 - 2 Minuten kochen lassen, mit Zimt abschmecken und kalt stellen.

15 g Speisestärke
2 EL Magermilch
500 ml Buttermilch, < 1 % Fett
1 Prise Salz
20 g Zucker
½ Pck. Vanillezucker
evtl. 1 TL Limettenzesten
etwas Zimt

Kalte Gurkensuppe

1. Gurke schälen, längs halbieren und entkernen (Saft aufheben).
2. Die Gurke in Stücke schneiden und mit Magerjoghurt (evtl. Milch), Salz, Pfeffer, Rosenpaprika und evtl. etwas Curry und Kreuzkümmel im Mixer pürieren. Ein Stück Gurke beiseite legen und in kleine Würfel schneiden.
3. Dill zufügen und die Suppe im Kühlschrank durchziehen lassen.
4. Gurkenwürfel als Suppeneinlage auf die Suppe streuen.

1 Salatgurke
500 g Magerjoghurt
evtl. Magermilch
Salz, Pfeffer
1 EL Rosenpaprika
evtl. etwas Curry, Kreuzkümmel
2 EL Dill, gehackt

Gazpacho

(2 Portionen)

300 g Tomaten, frisch oder aus der Dose
200 g Salatgurke
je ½ rote, gelbe, grüne Paprikaschote
1 Schalotte
1 kleine Knoblauchzehe (oder Knoblauchpulver)
100 ml Tomatensaft
1 EL Rotweinessig
etwas Salz, Pfeffer
etwas Tabasco
Basilikum, Oregano, Thymian (nach Geschmack)
1 EL gehackte Petersilie

1. Tomaten oben kreuzweise einritzen, blanchieren, abziehen, entkernen und das Fruchtfleisch in kleine Würfel schneiden. Gurke schälen und in grobe Stücke schneiden. Paprikaschoten putzen, entkernen und grob zerkleinern.
2. Vom Gemüse eine kleine Menge beiseite legen und in kleine Würfel schneiden.
3. Zwiebel und Knoblauch pellen und halbieren. Das restliche Gemüse mit dem Tomatensaft, dem Essig, Zwiebel und Knoblauch im Mixer pürieren. Mit Salz, Pfeffer, Tabasco und Kräutern abschmecken. Die restlichen Gemüsewürfel und die Petersilie auf die Suppe streuen.

Tipp: *Ein neutrales Gericht, das man rund um die Uhr genießen kann.*

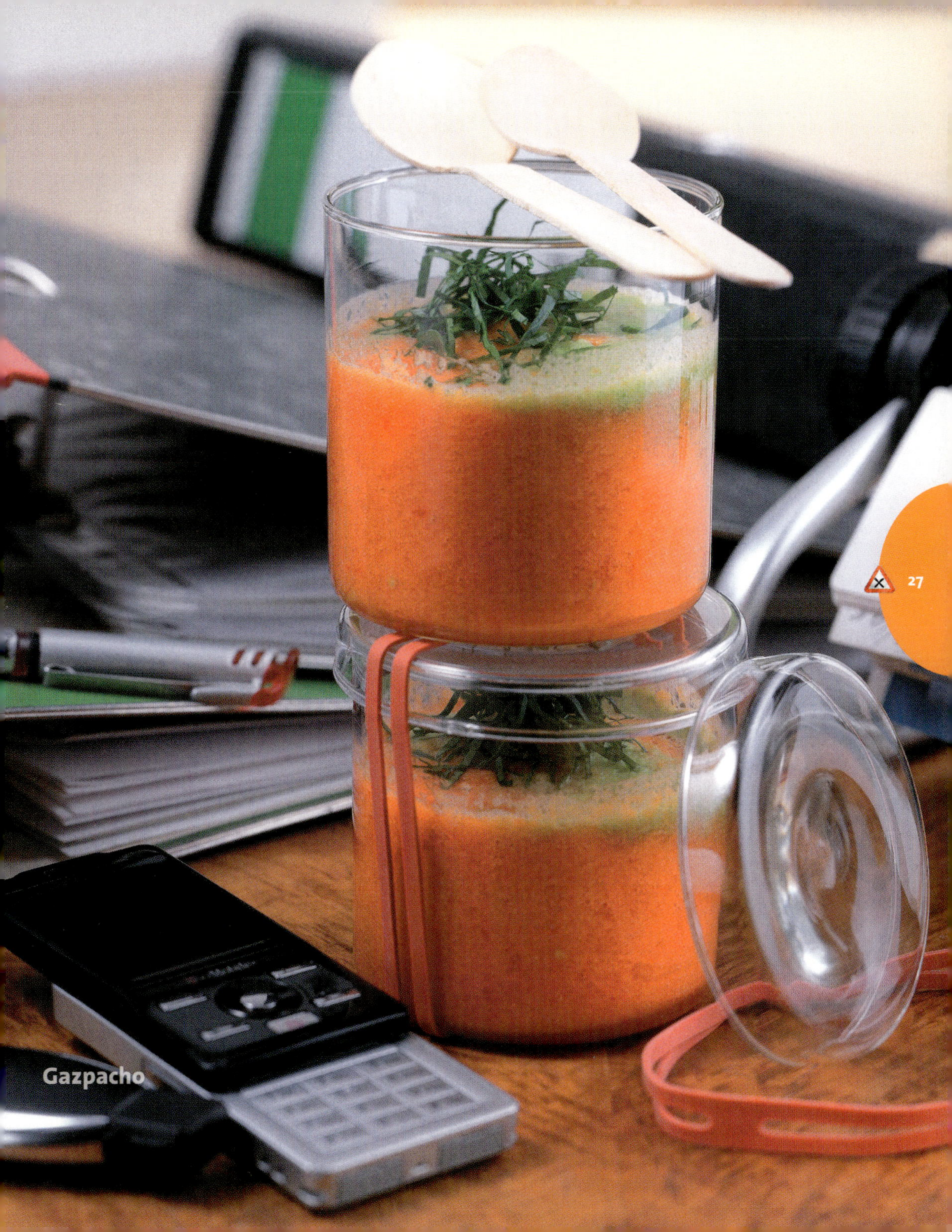
Gazpacho

Apfelkaltschale

3–4 Nelken
2–3 Zimtstangen
100 ml Wasser
500 g Äpfel
200 ml Magerjoghurt
2 EL Zucker
1 Prise Salz

1. Nelken und Zimt 5 Minuten in wenig Wasser kochen lassen.
2. Inzwischen Äpfel schälen, das Kerngehäuse entfernen und raspeln.
3. Den Joghurt, die Äpfel und den Gewürzsud mit Zucker und einer Prise Salz gut verrühren und kalt stellen.

Vichysoisse (kalte Kartoffelsuppe)

(2 Portionen)

1 Lauchstange (oder 2 kleine)
600 ml Gemüsebrühe
325 g mehlig kochende Kartoffeln
100 ml Magermilch
50 g Frischkäse, natur, 0,2 % Fett i. Tr.
Salz, Pfeffer
Schnittlauchröllchen

1. Lauch (hellen Teil) in schmale Ringe schneiden und in etwas Brühe andünsten, bis er weich, aber nicht braun ist, und beiseite stellen.
2. Geschälte und gewürfelte Kartoffeln in die restliche Brühe geben, abdecken und 30 Minuten köcheln lassen, bis alles weich ist. Die Kartoffeln dann von der Herdplatte nehmen und pürieren.
3. Milch und Frischkäse zu den pürierten Kartoffeln geben und alles mit einem Schneebesen gut verrühren. Anschließend die Lauchringe zufügen.
4. Mit Salz und Pfeffer abschmecken und kalt stellen.

***Tipp:** Kann auch gut warm gegessen werden.*

Salate & Dressings

Bohnensalat mediterran

(2 Portionen)

1. Die Bohnen in einem Sieb abgießen, abspülen und abtropfen lassen. Dabei das Bohnenwasser aus der Dose in einer Schüssel auffangen.
2. Die Frühlingszwiebel in feine Ringe schneiden und mit den Bohnen vermischen.
3. Für das Dressing das Bohnenwasser mit Balsamico, Tomatenmark, Senf und frisch gehackten Kräutern verquirlen und über die Bohnen geben.
4. Zum Schluss den Salat salzen, pfeffern und ziehen lassen.

1 kl. Dose weiße Riesenbohnen (ca. 250 g)
1 Frühlingszwiebel
1 Tasse Bohnenwasser
1 EL weißer Balsamico
1 TL Tomatenmark
½ TL Senf
1 TL frische italienische Kräuter (Oregano, Basilikum, Thymian, Rosmarin, Salbei)
Salz und Pfeffer

Bunter Ananas-Salat

(2 Portionen)

1. Den Reis in der Gemüsebrühe ca. 50 Minuten bei kleiner Hitze und geschlossenem Topf garen.
2. Währenddessen die Ananas längs halbieren, mit einem scharfen Messer das Fruchtfleisch heraustrennen, den Saft dabei auffangen. Das Fruchtfleisch in feine Würfel schneiden.
3. Das Sauerkraut fein hacken. Radicchioblätter waschen, abtropfen lassen, vier besonders schöne Blätter beiseite legen und die übrigen Blätter in sehr feine Streifen schneiden.
4. Den Reis, die Ananas, das Sauerkraut und den klein geschnittenen Radicchio miteinander vermischen.
5. Aus Ananassaft, Zitronensaft, Senf, Salz und Pfeffer ein Dressing rühren und unter die Salatmischung ziehen.
6. Den Salat in einen Transportbehälter füllen und die Radicchioblätter separat mitnehmen; vor dem Verzehr mit dem Salat füllen.

100 g Wildreis
400 ml Gemüsebrühe
160 g Ananas oder 2 Babyananas
200 g Sauerkraut
100 g Radicchioblätter
1 Zitrone (Saft)
2 TL Senf
Salz und Pfeffer

Chicorée-Salat mit Papaya

(2 Portionen)

125 g Chicorée
50 g Staudensellerie
½ reife Papaya
100 g Magerjoghurt
1 EL Zitronensaft
1 EL frische Gartenkräuter (z. B. Schnittlauch, Petersilie, usw.)
Salz und Pfeffer

1. Das Gemüse waschen und in Streifen schneiden. Die Papaya halbieren, eine Hälfte schälen und die Kerne herausschaben. Das Fruchtfleisch in kleine Würfel schneiden.
2. In einer Schüssel den Magerjoghurt mit Zitronensaft, Kräutern, Salz und Pfeffer verrühren und mit Chicorée, Staudensellerie und Papaya vermengen.

***Tipp:** Dazu passt Baguette oder Pumpernickel, der Salat kann aber auch in der neutralen Phase verzehrt werden*
Die zweite Papayahälfte evtl. mit Zitronensaft beträufeln und am folgenden Tag essen..

Erbsen-Krabben-Salat

(2 Portionen)

250 g Erbsen, Tiefkühlware
1 Prise Salz
100 g Krabben in Lake
1 EL Zitronensaft
1 Prise Zucker
75 g Magerjoghurt
1 EL Kresse oder Schnittlauchröllchen (zum Bestreuen)

1. Erbsen in wenig Salzwasser 10 bis 15 Minuten garen, abtropfen und abkühlen lassen.
2. Krabben abspülen und mit Zitronensaft beträufeln.
3. Zucker, Salz und Joghurt verrühren, mit den Erbsen und Krabben mischen.
4. In einen gut verschließbaren Behälter füllen und durchziehen lassen.

***Tipp:** Lässt sich gut am Vortag zubereiten.*

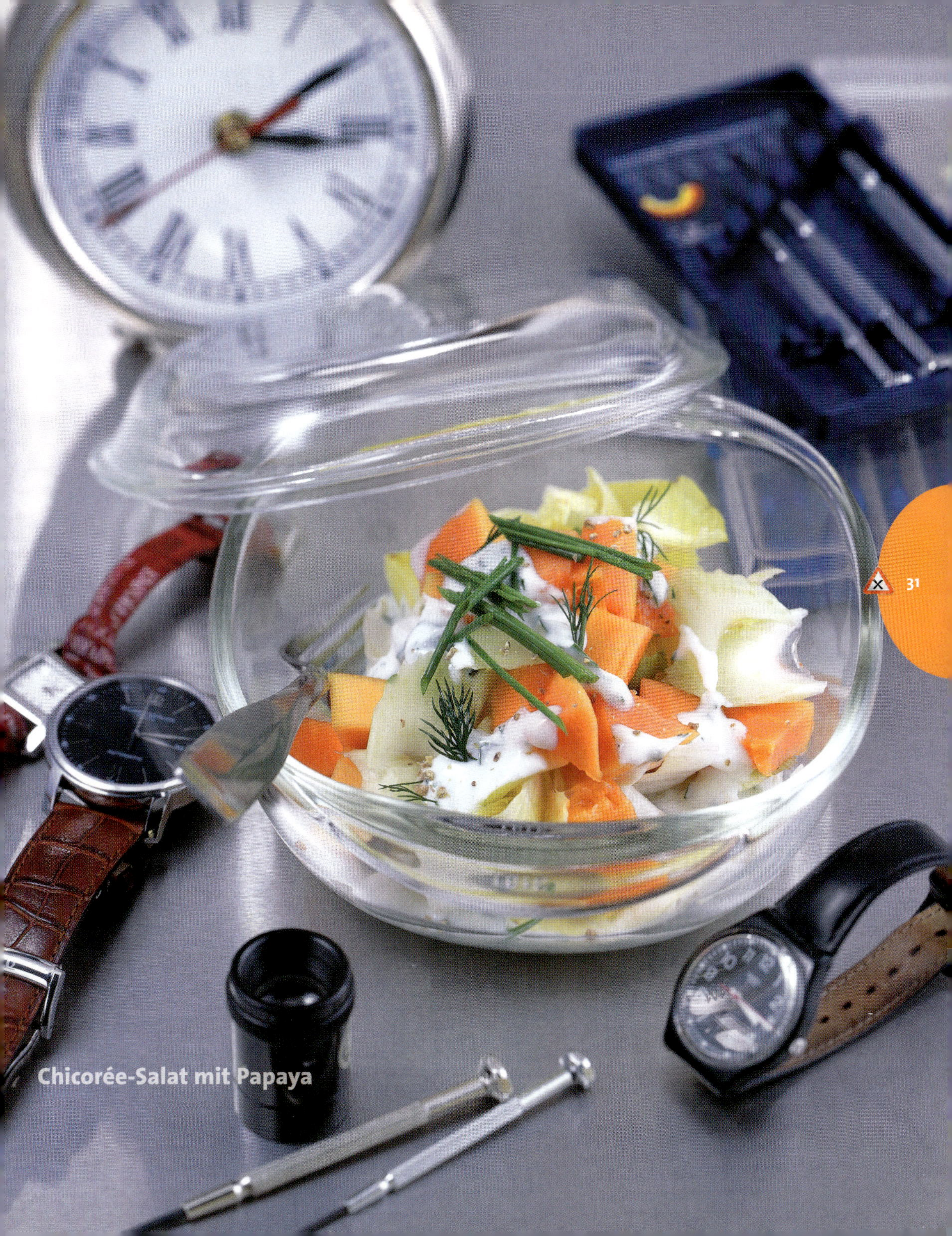

Chicorée-Salat mit Papaya

Champignon-Salat mit Frischkäse-Sauce

(2 Portionen)

150 g Champignons
1 EL Zitronensaft
½ Bund Schnittlauch
1½ EL Estragon (frisch)
100 g Frischkäse (0,2 %)
100 ml Magermilch oder Magerjoghurt
Salz und Pfeffer

1. Champignons waschen, trocken tupfen, dann putzen und in Scheiben schneiden. Auf einem flachen Teller schuppenartig anrichten und mit Zitronensaft beträufeln, damit sie sich nicht verfärben.
2. Frische Kräuter waschen, den Schnittlauch in feine Ringe schneiden, den Estragon fein hacken.
3. Frischkäse mit einer Gabel zerdrücken. Mit Milch oder Joghurt, Salz, Pfeffer und den fein geschnittenen Kräutern verrühren. Dressing in einen Behälter füllen und vor dem Verzehr über den Salat gießen.

***Tipp:** Dazu passt Baguette oder Pumpernickel, der Salat kann aber auch in der neutralen Phase verzehrt werden.*

Herber Orangen-Reis-Salat

(2 Portionen)

120 g Langkornreis (Rohgewicht)
2–3 Orangen
100 g Feldsalat
2 kleine rote Zwiebeln
2 EL Essig
Salz und Pfeffer
Ingwerpulver

1. Reis kochen und abkühlen lassen.
2. In der Zwischenzeit die Orangen schälen, filetieren und den Saft dabei auffangen.
3. Feldsalat abbrausen und Zwiebeln in dünne Ringe schneiden.
4. Aus dem aufgefangenen Orangensaft, Essig und den Gewürzen eine Marinade zubereiten.
5. Marinade und Salatzutaten in getrennte Behälter füllen und vor dem Verzehr gut durchmischen, gegebenenfalls noch mal kurz ziehen lassen.

Kartoffelsalat, indische Art

(2 Portionen)

1. Die Kartoffeln ungeschält in einem Topf mit Salzwasser ca. 20 Minuten gar kochen.
2. Den Blumenkohl säubern, in grobe Röschen schneiden und ca. 5 Minuten garen. Beiseite stellen und abkühlen lassen.
3. Aus dem Magerjoghurt, den Gewürzen und dem Zitronensaft ein Dressing zubereiten.
4. Die leicht erkalteten Kartoffeln schälen und in Würfel schneiden. Die Tomate ebenfalls würfeln und die Blumenkohlröschen nochmals etwas zerkleinern.
5. Die Kartoffeln, den Blumenkohl und die Tomatenwürfel miteinander mischen und nach und nach das Joghurtdressing unterrühren. Den Kartoffelsalat durchziehen lassen.

300 g Kartoffeln
300 g Blumenkohl
150 g Magerjoghurt
½ TL Cumin (Kreuzkümmel)
½ TL Kurkuma (Gelbwurz)
½ TL Chilipulver
1 TL Curry
1 Msp. Muskat
1 Msp. Zimt
Salz und Pfeffer
1 EL Zitronensaft
1 Tomate

Marinierte Blumenkohlröschen

(2 Portionen)

1. Den Blumenkohl in Röschen teilen, waschen und in kochendem Salzwasser ca. 5 Minuten bissfest kochen. Danach abgießen und auskühlen lassen.
2. Die Frühlingszwiebeln putzen, waschen und in Ringe schneiden. Die halbe Chilischote entkernen und in sehr feine Streifen schneiden.
3. In einer Schüssel die Kräuter, den Tomatensaft und den Balsamico vermischen und den vorbereiteten Blumenkohl, die Zwiebelringe, sowie die Chilistreifen unterheben. Das Ganze gut ziehen lassen.
4. Für die Croûtons 1 Scheibe Toastbrot in Würfel schneiden, in einer beschichteten Pfanne ohne Fett knusprig anrösten und ausgekühlt über den Blumenkohl geben.

½ Blumenkohl (ca. 500 g)
½ Bund Frühlingszwiebeln
½ rote Chilischote
2 EL frische italienische Kräuter (Basilikum, Thymian, Oregano)
3 EL Tomatensaft
3 EL weißer Balsamico
2 EL Wasser
Salz und Pfeffer
2 EL Croûtons

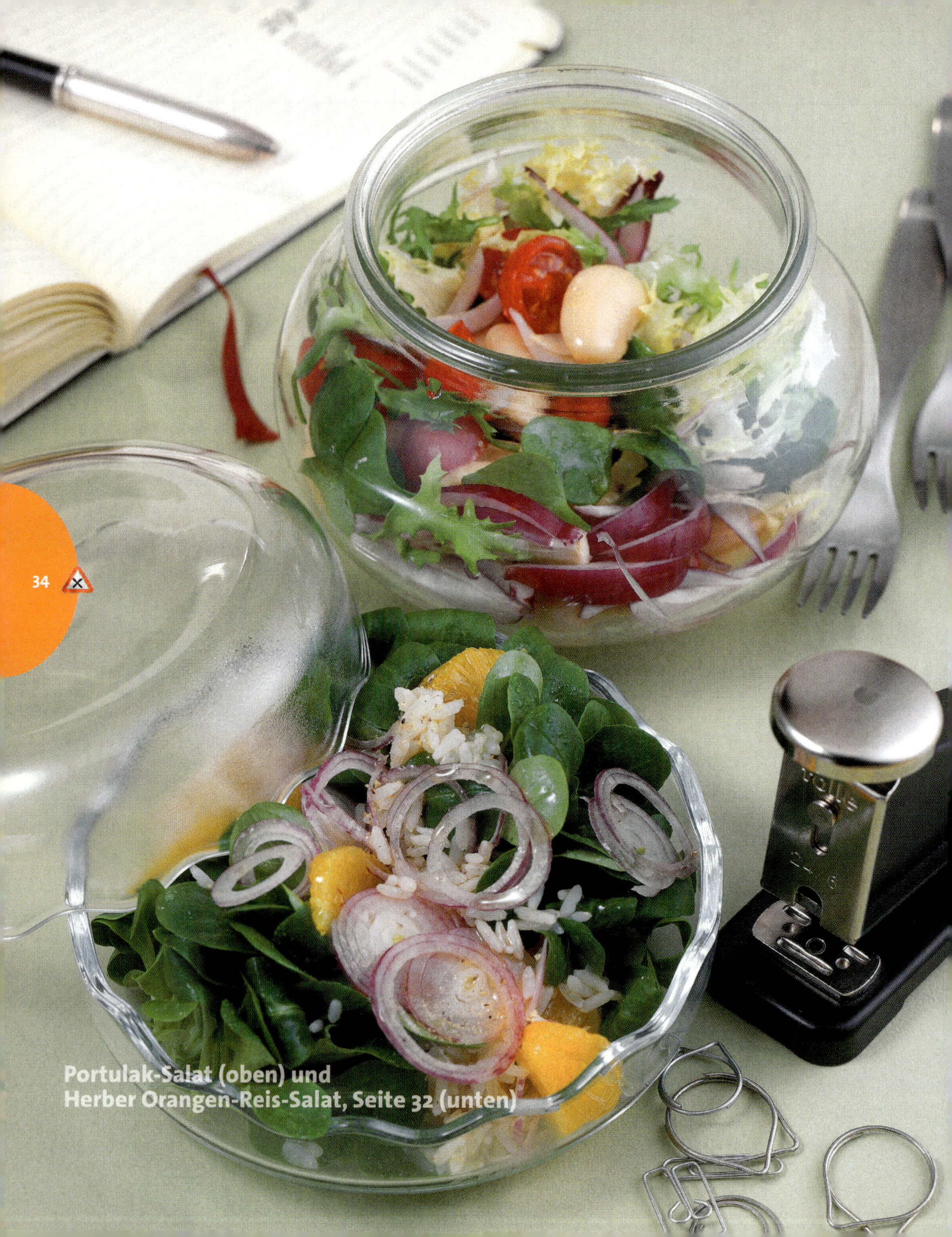

Portulak-Salat (oben) und
Herber Orangen-Reis-Salat, Seite 32 (unten)

Portulaksalat mit weißen Bohnen

(2 Portionen)

1. Den frischen Portulak säubern und waschen. Den Friséesalat ebenfalls waschen und klein zupfen. Beides gut abtropfen lassen.
2. Die Cocktailtomaten waschen und halbieren.
3. Die Zwiebel in feine Streifen schneiden, mit den Tomaten und den Salaten in eine größere Salatschüssel geben.
4. Anschließend die Bohnen in einem Sieb abgießen, abspülen und abtropfen lassen. Dabei das Bohnenwasser aus der Dose in einer Schüssel auffangen.
5. Den Knoblauch schälen und mit einer Knoblauchpresse zerdrücken.
6. Etwas Bohnenwasser mit Senf und dem Knoblauch vermischen und die Bohnen kurz darin marinieren.
7. Kurz vor dem Essen die Bohnen samt Dressing über den Salat geben und alles mit Salz und Pfeffer würzen.

75 g Portulak
30 g Friséesalat
130 g Cocktailtomaten
½ rote Zwiebel
125 g weiße Riesenbohnen aus der Dose
½ Knoblauchzehe
1 TL Senf
Salz und Pfeffer

***Tipp:** Blattsalat und Bohnen in getrennten Behältern transportieren.*

Linsensalat

(2 Portionen)

1. Die in feine Ringe geschnittene Frühlingszwiebel zusammen mit den Linsen in etwas Brühe andünsten.
2. Mit der restlichen Brühe ablöschen und etwa 15 Minuten köcheln lassen.
3. Anschließend mit einem Esslöffel Essig abschmecken.
4. In der Zwischenzeit den gewaschenen Römersalat in feine Streifen, die Radieschen in Scheiben schneiden und anschließend mit den Linsen mischen.
5. Aus dem restlichen Essig, Senf, Salz und Pfeffer eine Marinade herstellen und diese mit dem Linsensalat mischen.

½ Frühlingszwiebel
75 g Linsen (rot)
200 ml Gemüsebrühe
2 EL Essig
½–1 Römersalat-Herz
½ Bund Radieschen
½ TL Senf
Salz und Pfeffer

***Tipp:** Frisches noch lauwarmes Baguette ist die einfachste und beste Beilage!*

Taboulé

(2 Portionen)

225 ml Gemüsebrühe
100 g Couscous
3 EL Zitronensaft
1 kleine Knoblauchzehe
1 Schalotte oder 1 Frühlingszwiebel mit Grün
2 Tomaten
½ Gurke
½ Bund Zitronenmelisse oder frische Minze
½ Bund Petersilie
Salz und Pfeffer

1. Die Brühe zum Kochen bringen.
2. Den Couscous einrühren und zugedeckt auf der ausgeschalteten Herdplatte oder bei schwacher Hitze in etwa 15 Minuten ausquellen lassen.
3. Inzwischen in einer Salatschüssel den Zitronensaft mit einer Prise Salz und Pfeffer verrühren. Die Knoblauchzehe und die Schalotte oder Frühlingszwiebel fein schneiden und einrühren.
4. Die Tomaten waschen und in Würfel oder Spalten schneiden. Die Gurke waschen und in ½ Zentimeter kleine Würfel schneiden. Die Kräuter waschen und fein hacken. Alle Zutaten in die Schüssel geben.
5. Den Couscous mit zwei Gabeln lockern, zu den anderen Zutaten in die Schüssel geben und alles vermischen. Wenn nötig, den Salat noch etwas mit Zitronensaft, Salz und Pfeffer abschmecken.
6. Den Salat in einen Transportbehälter füllen und kühl stellen.

Dressingvariationen für verschiedene gemischte Salate:

Thaidressing

(2 Portionen)

½ rote Grapefruit
3 TL Sojasauce
1 TL heller Reisessig
1 EL Limetten- oder Zitronensaft
1 TL Honig
½ TL süße Chilisauce
frische Minze oder Koriander
½ rote Chilischote

1. Die Grapefruit auspressen und den Saft mit Sojasauce, Reisessig, Zitronen- bzw. Limettensaft, Honig und Chilisauce verrühren.
2. Die frischen Kräuter klein hacken und unter das Dressing mischen.
3. Wer es besonders scharf mag, kann auch eine halbe Chilischote, in feine Ringe geschnitten, dazugeben.

Himbeerdressing

(2 Portionen)

1. Die Himbeeren mit dem Wasser pürieren und mit den restlichen Zutaten abschmecken.
2. Schmeckt gut zu Blattsalaten.

40 g Himbeeren (TK oder frisch)
1 TL Himbeeressig oder Weißweinessig
½ TL Senf
etwas Wasser
Salz, Pfeffer

Orangen-Honig Dressing

(2 Portionen)

1. Joghurt, Frischkäse, Milch, Orangensaft, Zitronenschale und Honig gut miteinander verrühren. Mit Tabasco und Salz abschmecken und zu Salat reichen.

½ Becher Magerjoghurt (75 g)
2 EL Frischkäse 0,2 % Fett
2 EL Milch 0,3 % Fett
2 EL Orangensaft
1 EL geriebene Zitronenschale
1 EL Honig
1 Spr. Tabasco
1 Prise Salz

8-Kräuter-Dressing

1. Joghurt mit Buttermilch und Senf cremig verrühren.
2. Mit Salz, Pfeffer und 8-Kräuter-Mischung abschmecken.

½ Becher Magerjoghurt (75 g)
2 EL Buttermilch, < 1 % Fett
½ TL Dijon-Senf
1 Prise Salz
etwas Pfeffer
2 TL 8-Kräuter-Mischung (TK)

Sandwiches

Schinken-Sandwich mit Barbecuesauce
(2 Portionen)

20 g Honig
30 g Ketchup
2 TL Zitronensaft
1 Prise Knoblauchsalz
4 TL Sojasauce
wenig Tabasco
1 Prise Rauchsalz
4 Scheiben Roggenvollkornbrot oder
2 Roggenvollkornbrötchen
4 Scheiben gekochter Schinken ohne Fettrand oder Roastbeef mager (< 2 g Fett)
Salat für die Dekoration

1. Den Honig mit Ketchup gut verrühren.
2. Zitronensaft, Knoblauchsalz und Sojasauce dazugeben und alles zu einer glatten Creme verrühren.
3. Mit Tabasco und Rauchsalz abschmecken, je nach Geschmack dosieren.
4. Jeweils 2 Scheiben Brot mit Salatblättern, je 2 Scheiben Schinken oder Roastbeef und Barbecuesauce belegen.

Sandwich mit Gemüseaspik und Senfsoße

(2 Portionen)

1. Frischkäse mit Senf und Gurkenwasser cremig rühren.
2. Gewürzgurke fein würfeln und unter die Mischung heben.
3. Mit Salz und Pfeffer abschmecken.
4. Jeweils 2 Scheiben Brot mit Salatblättern, je 2 Scheiben Gemüseaspik, Sprossen und Senfsoße belegen.

20 g Frischkäse, natur, 0,2 % Fett i. Tr.
1 TL körniger Senf
etwas Gurkenwasser
1 Gewürzgurke
1 Prise Salz
etwas Pfeffer
4 Scheiben Roggenvollkornbrot oder
2 Roggenvollkornbrötchen
4 Scheiben Gemüseaspik
Salat und Sprossen für die Dekoration

Puten-Sandwich mit süß-saurer Sauce

(2 Portionen)

1. Für die süß-saure Sauce Ketchup und Honig gut miteinander verrühren.
2. Mit Zitronensaft und Sambal Olek abschmecken.
3. Jeweils 2 Scheiben Brot mit Salatblättern, je 2 Scheiben Puten- oder Hühnerbrust und süß-saurer Sauce belegen.

20 g Ketchup
20 g Honig
2 Spritzer Zitronensaft
etwas Sambal Olek
4 Scheiben Roggenvollkornbrot oder
2 Roggenvollkornbrötchen
4 Scheiben Puten- oder Hühnerbrust mager (< 2 g Fett)
Salat für die Dekoration

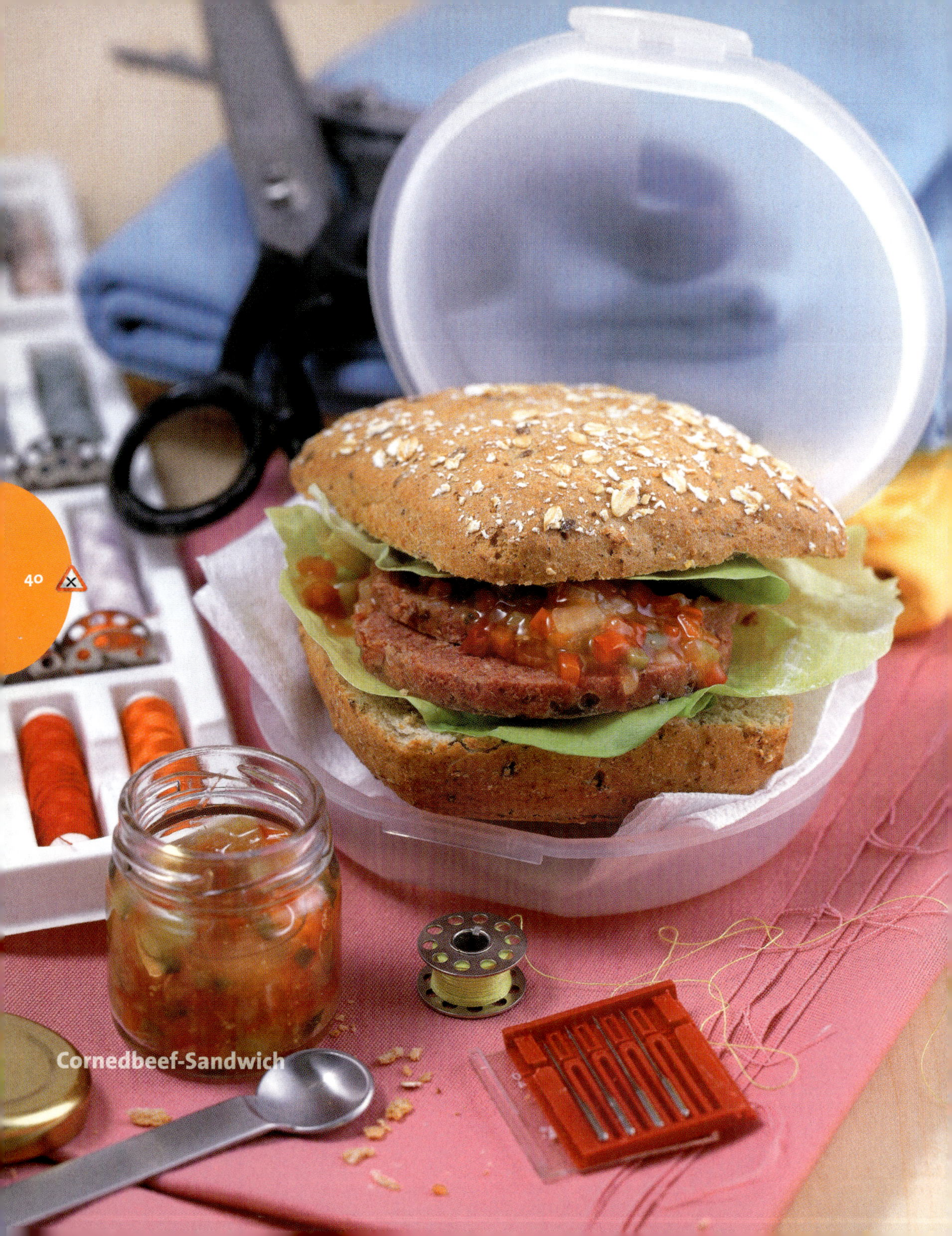

Cornedbeef-Sandwich

Cornedbeef-Sandwich mit Gurken-Relish

(2 Portionen)

1. Die Zwiebel und die Paprika in sehr kleine Würfel schneiden und mit dem Zucker, 1 TL Essig und dem Wasser in einem Topf erhitzen.
2. Speisestärke mit 1 EL der Brühe in einer Tasse anrühren, unter das Gemüse rühren und das Ganze kurz aufkochen lassen.
3. Die Gewürzgurken ebenfalls in kleine Würfel schneiden und unter die Masse mischen.
4. Mit Salz und einem weiteren TL Essig abschmecken und erkalten lassen.
5. Jeweils 2 Scheiben Brot oder Vollkronbrötchen mit Salatblättern, je 2 Scheiben Cornedbeef und Gurken-Relish belegen.

¼ Zwiebel, evtl. Perlzwiebeln
¼ kleine Paprika, evtl. eingelegt
2 TL Zucker
2 TL Weißweinessig
160 ml Wasser
1 gestr. TL Speisestärke
2 Gewürzgurken
1 Prise Salz
4 Scheiben Roggenvollkornbrot oder
2 Roggenvollkornbrötchen
4 Scheiben Cornedbeef, mager (< 2 g Fett)
Salat für die Dekoration

***Tipp:** Am einfachsten mageren Cornedbeef-Aufschnitt vom Metzger besorgen.*

Saucen für Pasta und Reis

Artischockensauce

(2 Portionen)

350 g Artischockenherzen (in Salzlake)
2 EL Magermilch (bis 0,5 %)
100 ml Weißwein
150 ml Gemüsebrühe
Knoblauch (je nach Geschmack)
Salz
Pfeffer, frisch gemahlen
1 TL Speisestärke
1 EL Frischkäse, natur, 0,2 % Fett i. Tr.
1 EL Schnittlauch

1. Artischockenherzen aus dem Glas gut abtropfen lassen und halbieren.
2. In einer beschichteten Pfanne die Artischockenherzen mit etwas Magermilch bei mittlerer Temperatur kurz anbraten.
3. Mit Weißwein ablöschen und mit Gemüsebrühe auffüllen.
4. Frisch gepressten Knoblauch zufügen, mit frisch gemahlenem Pfeffer und Salz würzen und etwas einkochen lassen.
5. Speisestärke mit etwas kaltem Wasser glatt rühren, in die Pastasauce geben und nochmals kurz aufkochen lassen.
6. Sauce vom Feuer nehmen und den Frischkäse untermischen, damit eine sämige Sauce entsteht. Die Sauce nicht mehr erhitzen.
7. Kurz vor dem Servieren den Schnittlauch fein hacken und über die Artischocken streuen.
8. Pasta, Sauce und Schnittlauch in getrennte Behälter füllen und kurz vor dem Verzehr in der Mikrowelle erwärmen.

Tipp: *Schmeckt sehr gut zu grünen Nudeln, z.B. Tagliatelle.*

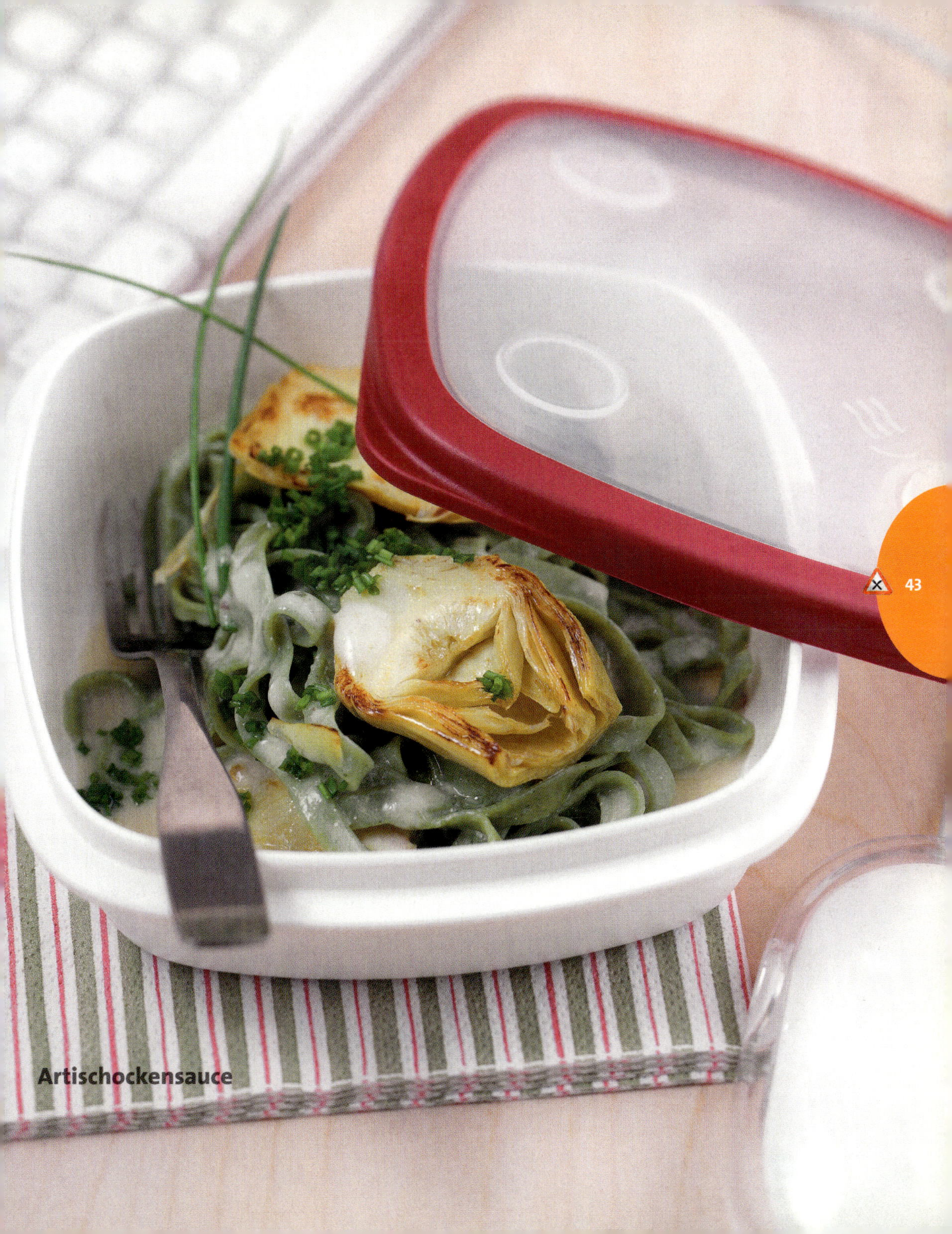

Artischockensauce

Bunte Pastasauce

(2 Portionen)

je 1 kleine rote, grüne und gelbe Paprika
1 kleine Zwiebel
1 Knoblauchzehe
100 ml Magermilch
½ Chilischote (nach gewünschter Schärfe dosieren)
100 ml Gemüsebrühe
45 g Tomatenmark
Salz und Pfeffer
1 Prise Paprikapulver, edelsüß
je 1 EL Basilikum, Oregano und Thymian (wenn möglich frisch), gehackt
1 EL Frischkäse, natur, 0,2 % Fett i. Tr.

1. Die Paprikaschoten waschen, halbieren, von den Kernen befreien und fein würfeln.
2. Zwiebel und Knoblauch fein hacken.
3. In einer beschichteten Pfanne das Gemüse mit etwas Magermilch anbraten, aber nicht braun werden lassen.
4. Die Kerne aus der Chilischote entfernen, Schote in feine Streifen schneiden und zum Gemüse geben.
5. Das Tomatenmark in der Gemüsebrühe verrühren und in die Pfanne geben.
6. Die Sauce mit Salz, Pfeffer und Paprikapulver abschmecken und ca. 5 Minuten kochen lassen.
7. Die frischen Kräuter waschen, fein hacken, unter die Sauce mischen und ihr Aroma entfalten lassen.
8. Zum Schluss die restliche Magermilch und den Frischkäse miteinander vermengen und unter die Sauce rühren. Diese nicht mehr aufkochen.

Tipp: *Schmeckt gut zu Farfalle.*

Pilzsauce

(2 Portionen)

1. Champignons putzen und in dünne Scheiben schneiden.
2. Zwiebel und Knoblauch schälen und in kleine Würfel schneiden.
3. In einer beschichteten Pfanne die Zwiebelwürfel und den Knoblauch bei mittlerer Hitze goldgelb anbraten.
4. Die Champignons zugeben und ebenfalls kurz braten.
5. Alles mit Weißwein ablöschen und nach einmaligem Aufkochen mit der Gemüsebrühe angießen.
6. Die Sauce mit Salz, Pfeffer und Kräutern der Provence abschmecken und eine Weile einkochen lassen.
7. Die Magermilch mit dem Saucenbinder verrühren und zur Sauce geben.
8. Wenn die Sauce etwas eingedickt ist, die Pfanne vom Herd nehmen und den Frischkäse unterrühren.
9. Eventuell kurz vor dem Essen die gehackte Petersilie unter die Sauce heben.

200 g Champignons (oder andere Pilze)
1 kleine Zwiebel
1 Knoblauchzehe
75 ml Weißwein
75 ml Gemüsebrühe
Salz und Pfeffer
Kräuter der Provence
100 ml Magermilch (bis 0,5 % Fett)
1 TL Saucenbinder (hell)
1 EL Frischkäse, natur, 0,2 % Fett i. Tr.
½ Bund glatte Petersilie

muss zügig eingefroren werden

Tipp: *Schmeckt gut zu Naturreis oder Vollkornspaghetti.*

Zwiebelsauce

(2 Portionen)

1. Die Zwiebeln schälen und in kleine Würfel schneiden.
2. In einer beschichteten Pfanne die Zwiebeln bei mittlerer Hitze goldgelb anbraten und mit Weißwein ablöschen.
3. Tomatenwürfel samt Tomatensaft zufügen und die Sauce ca. 5 Minuten ohne Deckel köcheln lassen. Von Zeit zu Zeit umrühren.
4. Das Wasser zu der Sauce geben und nochmals etwas einkochen lassen.
5. Die Zwiebelsauce mit Salz, Pfeffer und Zucker abschmecken und die Erbsen, frisch oder tiefgefroren, zugeben und kurz mitköcheln.
6. Zum Schluss das Basilikum grob hacken und über die Pasta streuen.

180 g Zwiebeln
50 ml Weißwein
200 g Tomatenwürfel (Dose)
ca. 80 ml Wasser
Salz und Pfeffer
eine Prise Zucker
100 g Erbsen
½ Bund Basilikum

Tipp: *Schmeckt gut zu Nudeln oder Reis.*

Sonstiges

Bulgur-Bratlinge

(2 Portionen)

500 ml Gemüsebrühe
200 g Bulgur
1 kleine weiße Zwiebel
1 Frühlingszwiebel
2 Eier, davon das Eiweiß
Salz, Pfeffer
gemahlener Kreuzkümmel
Grillgewürz
etwas Mineralwasser mit Kohlensäure

300 g Magerjoghurt natur
1 Limette
Schnittlauch

1. Brühe zum Kochen bringen, den Bulgur zufügen und bei schwacher Hitze 15 Minuten quellen lassen.
2. Zwiebel schälen und fein würfeln, Frühlingszwiebel in feine Ringe schneiden. Eier trennen und das Eiweiß zusammen mit den Zwiebeln und dem Bulgur gut mischen.
3. Die Masse mit den Gewürzen abschmecken, evtl. etwas Mineralwasser untermischen und mit angefeuchteten Händen ca. 8 Bratlinge formen.
4. Die Bratlinge auf ein mit Backpapier ausgelegtes Blech geben und im Backofen grillen.
5. Den Joghurt mit Salz, Pfeffer und einem Spritzer Limettensaft abschmecken, Schnittlauch in Röllchen schneiden und darunter mischen.
6. Bratlinge und Joghurt-Dip in zwei separaten Behältern transportieren.

***Tipp:** Bratlinge schmecken auch kalt gut!*

Sauerkraut mit Kartoffeln

(2 Portionen)

1 kleine Zwiebel
400 ml Gemüse- oder Fleischbrühe
2 EL Mehl
250 g Sauerkraut
Kümmel
Pfeffer, Salz
Paprikapulver
1 Lorbeerblatt
einige Wacholderbeeren
1 Apfel
250 g Kartoffeln

1. Zwiebel in Würfel schneiden und in etwas Gemüsebrühe andünsten. Sauerkraut zufügen und kurz mit andünsten.
2. Das Mehl über das Sauerkraut stäuben und alles langsam mit der Brühe aufgießen.
3. Die Gewürze zufügen und alles zusammen mit dem geraspelten Apfel ca. 40 Minuten köcheln lassen.
4. In der Zwischenzeit die Kartoffeln kochen. Sauerkraut und Kartoffeln in getrennte Behälter füllen und vor dem Verzehr nochmals in der Mikrowelle erwärmen.

Apfel-Milchreis-Auflauf

(1 kleine Auflaufform ca. 2 Portionen)

250 ml Magermilch
2 EL Zucker
1 Prise Salz
etwas Zitronenschale
75 g Milchreis
3 Eiweiß
125 g Magerquark
2 EL Magermilch
10 g Vanillepudding-pulver
250 g Äpfel
Zimt, Zucker

1. Die Milch mit 1 Esslöffel Zucker, 1 Prise Salz und Zitronenschale aufkochen, den Milchreis zufügen und auf kleiner Flamme quellen lassen. Evtl. noch etwas Milch hinzufügen.
2. Das Eiweiß mit einer Prise Salz steif schlagen.
3. Den Quark mit der Milch und dem Puddingpulver verrühren.
4. Die Äpfel waschen, schälen und in kleine Würfel schneiden.
5. Den Quark mit den Apfelstücken und dem erkalteten Reis vermengen und anschließend den Eischnee unterheben.
6. Die Masse in eine kleinere Auflaufform füllen und bei 200 °C ca. 20–30 Minuten backen, bis der Auflauf oben goldbraun ist.
7. Nach Geschmack mit Zimt und Zucker bestreuen.

***Tipp:** Der Auflauf schmeckt auch gut mit einer fettarmen Vanillesauce.*
Anstatt Äpfel kann man auch jede andere Obstsorte verwenden.
Bei größeren Portionen kann man die Hälfte auch gut einfrieren.
In einem gut verschließbaren Behälter transportieren. Vanillesauce separat mitnehmen.

Cookies

(ca. 24 Stück)

2 reife Bananen
90 g Zucker
30 ml Ahornsirup (oder Waldhonig)
120 g Magerjoghurt
1 TL Zimt
2 Eiweiß
60 g Weizenmehl
15 g Weizenflocken
20 g Roggenflocken
70 g Cornflakes
1 Prise Salz
½ TL Backpulver
80 g Backpflaumen oder getrocknete Aprikosen

1. Den Backofen auf 175 °C vorheizen.
2. Die Bananen zerdrücken und zusammen mit Zucker, Sirup, Joghurt und Zimt verrühren. Das Eiweiß steif schlagen und unter die Masse heben.
3. Mehl, Weizenflocken, Roggenflocken, Cornflakes, Salz und Backpulver hinzufügen und alles zu einer homogenen Masse rühren.
4. Klein geschnittene Backpflaumen oder Aprikosen unterheben. Auf einem mit Backpapier ausgelegten Backblech mit einem Esslöffel kleine »Fladen« formen.
5. Die Cookies 20–30 Minuten im Backofen auf der mittleren Schiene backen, bis sie fest und trocken sind.

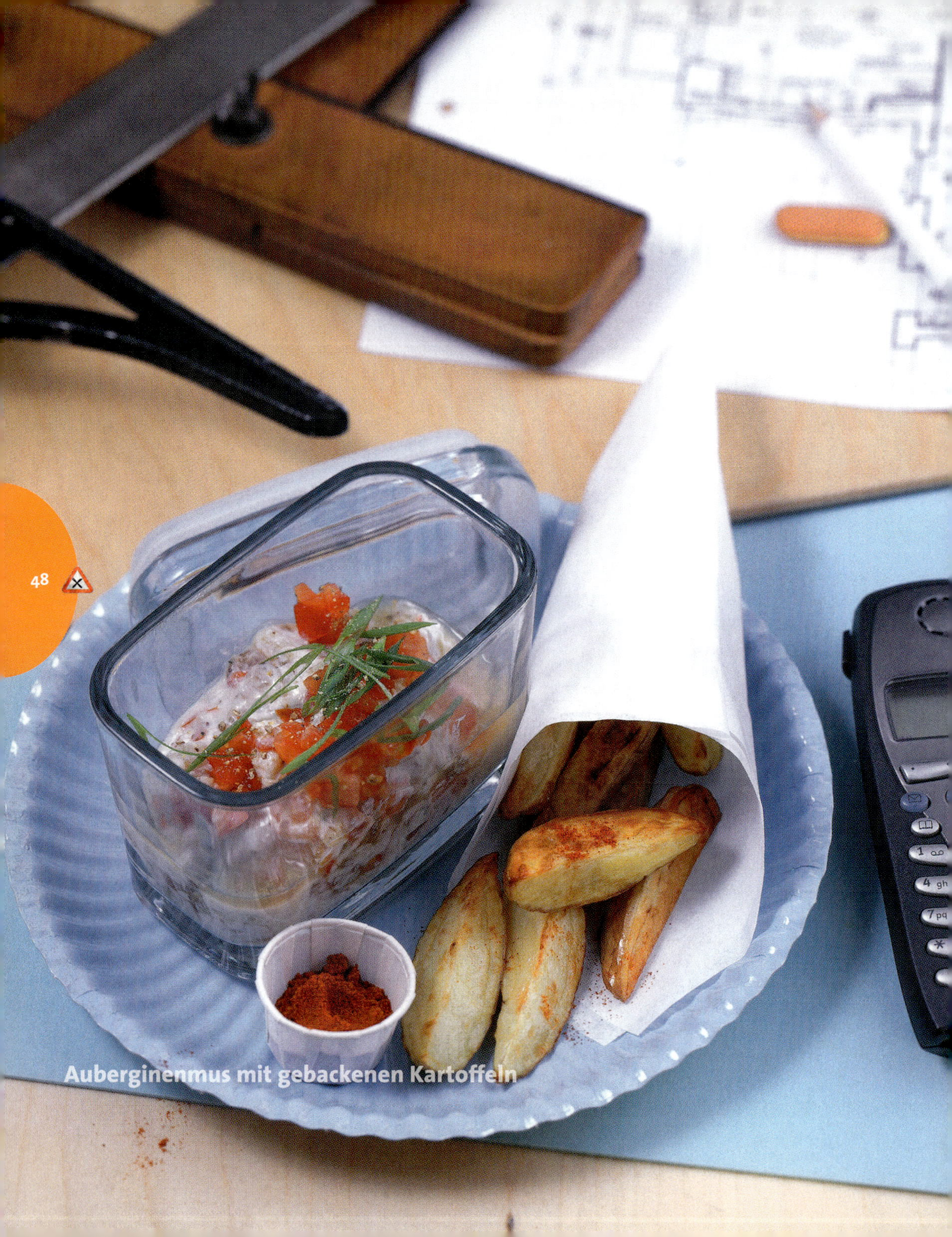

Auberginenmus mit gebackenen Kartoffeln

Auberginenmus mit gebackenen Kartoffeln

(2 Portionen)

1. Die Auberginen schälen, halbieren, mit Salz, Pfeffer und Zitronensaft würzen und ca. 25 Minuten bei 225 °C im Backofen garen.
2. Nach der Garzeit die Auberginen etwas abkühlen lassen, grob zerkleinern und das Fruchtfleisch in eine kleine Schüssel geben.
3. Knoblauch schälen, zerkleinern, mit dem Auberginenfleisch pürieren.
4. Den Magerjoghurt unter das Mus mischen.
5. Die Tomate würfeln, die Frühlingszwiebel in feine Streifen schneiden und ebenfalls unter das Mus mischen.
6. Die Kartoffeln gut waschen, halbieren, ungeschält in Schnitze (z. B. Achtel) schneiden und 35 Minuten bei 225 °C backen. Je nach Geschmack kann man die Kartoffeln mit etwas Paprikamischung würzen.

300 g Auberginen
1½ TL Zitronensaft
Salz und Pfeffer
1 Knoblauchzehe
1 Tomate
1 Frühlingszwiebel
75 g Magerjoghurt
250 g festkochende Kartoffeln
1 TL Paprikapulver, edelsüß und rosenscharf gemischt

Tipp: *In getrennten Behältern transportieren. Kartoffeln je nach Geschmack kurz im Ofen oder der Mikrowelle erwärmen.*

Gefüllte Spitzpaprika

(2 Portionen)

1. Die Spitzpaprikaschoten der Länge nach halbieren, entkernen und waschen.
2. Den Frischkäse mit Senf, gehacktem Oregano und Schnittlauch vermischen. Nach Geschmack salzen und pfeffern.
3. Die Spitzpaprika mit dem Frischkäse füllen und mit frischen Kräutern bestreuen.

2 rote Spitzpaprika
200 g körniger Frischkäse (0,8 %)
1 TL Senf
1 TL Oregano, wenn möglich frisch
2 EL Schnittlauchröllchen
Salz und Pfeffer

Tipp: *Auch als neutrale Zwischenmahlzeit geeignet. Lecker schmeckt's, wenn man die Spitzpaprika im vorgeheizten Ofen kurz grillt und dann erst füllt.*

Feigen-Aprikosen-Bulgur

(2 Portionen)

60 g getrocknete Feigen
60 g getrocknete Aprikosen
150 ml Wasser
1 kleine Knoblauchzehe
½ Zwiebel
½ TL Chilischote, entkernt und fein gehackt
5 EL Gemüsebrühe
125 g Bulgur
je 1 Prise Salz und Zimt
1 Msp. Kardamom, gemahlen

1. Feigen in kleine Würfel schneiden und ca. 30 Minuten in lauwarmem Wasser einweichen. Aprikosen ebenfalls in kleine Würfel schneiden.
2. Knoblauch und Zwiebel pellen und fein hacken. Chilischote klein schneiden und zusammen mit dem Knoblauch und der Zwiebel in einer Pfanne mit der Brühe kurz dünsten.
3. Bulgur zufügen und etwa 150 ml vom Feigenwasser dazugießen. Mit Salz, Zimt und Kardamom würzen und zugedeckt ca. 20 Minuten köcheln lassen. Die Aprikosenstückchen und die eingeweichten Feigenwürfel unter den Bulgur heben.

Tipp: *Schmeckt lauwarm oder kalt am besten.*

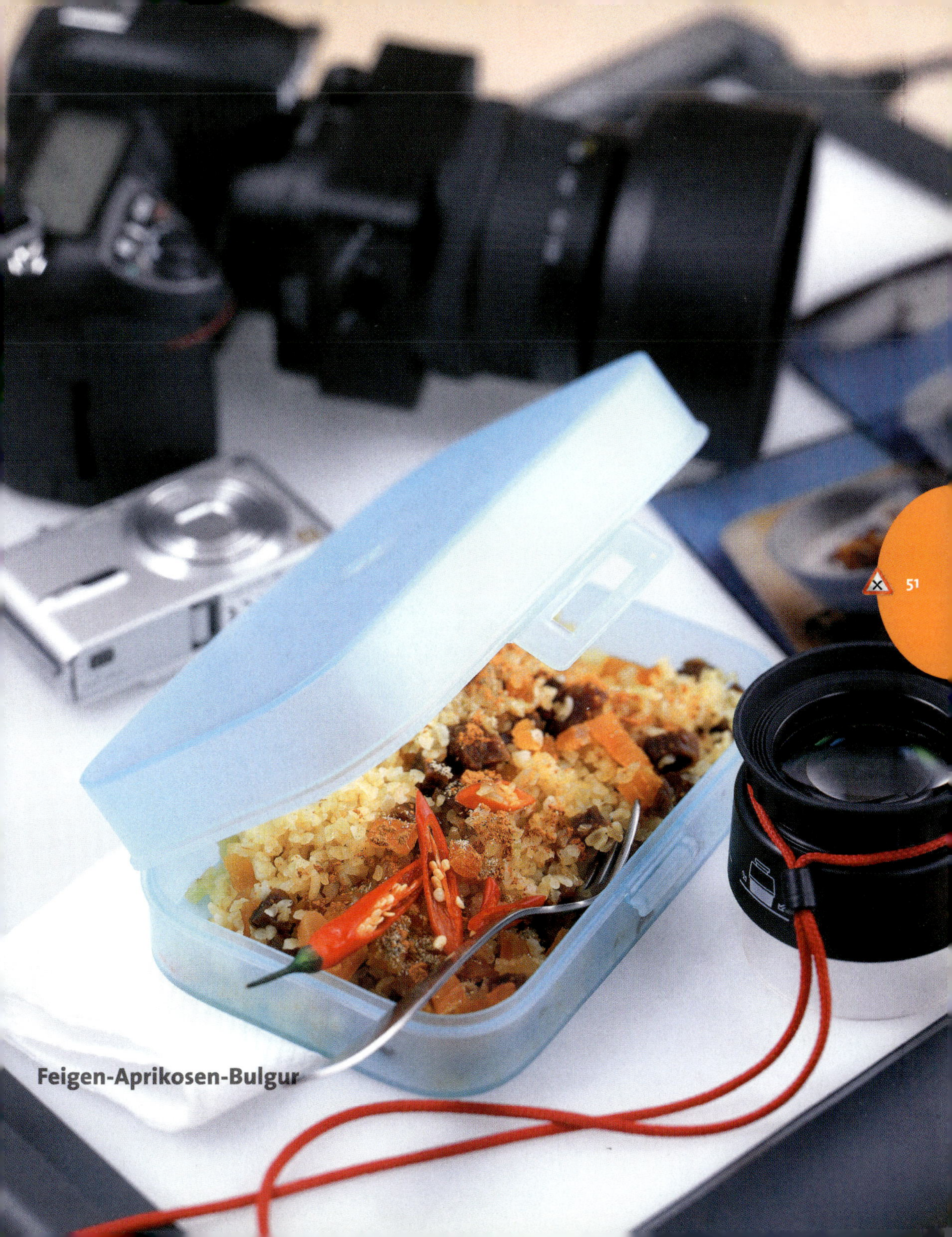

Feigen-Aprikosen-Bulgur

Couscous-Bällchen, süß

(2 Portionen)

250 ml Magermilch
150 g Couscous
25 g Datteln (getrocknet)
25 g Feigen
2 EL Rosinen
100 ml Wasser
1 reife Banane
150 g Magerquark
1 Prise Zimt
1 Prise Ingwerpulver
2 EL Honig

1. Milch in einem Topf zum Kochen bringen, dann von der Herdplatte nehmen und den Couscous mit einem Schneebesen hineinrühren. Den Couscous unter Rühren nochmals kurz aufkochen lassen. Die Masse zum Abkühlen auf die Seite stellen.
2. Datteln und Feigen fein hacken und zusammen mit den Rosinen im Wasser aufkochen. Bei mittlerer Hitze zugedeckt in ca. 10 Minuten quellen lassen.
3. Banane mit einer Gabel zerdrücken und mit den abgetropften Trockenfrüchten und dem Quark unter den Couscous heben. Mit Zimt und Ingwerpulver abschmecken.
4. In einem Topf Salzwasser zum Kochen bringen.
5. Mit befeuchteten Händen 4 bis 6 Bällchen formen und im sprudelnden Salzwasser garen, bis sie an der Oberfläche schwimmen. Mit einem Schaumlöffel herausnehmen und abtropfen lassen.
6. Vor dem Verzehr den Honig über die Bällchen gießen.

Tipp: *Geben Sie über den Honig Zesten von Zitrone, Limette oder Orange. Statt Honig schmeckt auch Ahornsirup hervorragend zu den Couscous-Bällchen. Warm oder kalt ein Genuss!*

Gemüselasagne

1. Paprika halbieren, von Kernen befreien. Zwiebel und Knoblauch schälen. Paprika, Zucchini, Aubergine, Zwiebel, Knoblauch und Tomaten in Würfel schneiden.
2. Das gesamte Gemüse, bis auf die Tomaten, in einer beschichteten Pfanne kräftig anbraten und erst zum Schluss die Tomaten zugeben. Mit frisch gemahlenem Pfeffer, Salz und Oregano würzen und mit der Gemüsebrühe ablöschen. Einen Deckel auflegen und das Gemüse bei niedriger Temperatur ca. 10 Minuten nicht zu weich dünsten, da es in der Lasagne noch nachgart. Das Tomatenmark unter das Gemüse rühren.
3. Für die Sauce die Milch und die Gemüsebrühe in einer Stielkasserolle erhitzen. Das Mehl in einem Schüttelbecher mit 5 EL Wasser zu einem Brei schütteln. Wenn die Milch fast kocht, Mehlgemenge unter kräftigem Rühren mit einem Schneebesen unterrühren, einmal aufkochen lassen und dann den Frischkäse unterziehen. Mit frisch gepresstem Zitronensaft, Pfeffer und Salz abschmecken.
4. Den Backofen auf 200 °C vorheizen.
5. Den Boden einer Auflaufform mit Gemüse dünn bedecken, eine Lage Lasagneblätter, eine Lage Gemüse und eine Schicht Sauce darauf verteilen und im Wechsel fortfahren. Die letzte Schicht mit Lasagneblättern abdecken und mit der restlichen Sauce übergießen.
6. Gemüselasagne in den vorgeheizten Backofen schieben und 30 Minuten bei 200 °C backen.

***Tipp:** Lässt sich gut in der Mikrowelle erwärmen.*

1 Paprika, gelb
1 Zwiebel
1 Knoblauchzehe
150 g Zucchini
150 g Aubergine
2 Tomaten
Pfeffer, Salz, Oregano
125 ml Gemüsebrühe
1 kl. Dose Tomatenmark (ca. 20 g)
125 ml Magermilch
125 ml Gemüsebrühe
20 g Mehl
20 g Frischkäse, mager
1 TL Zitronensaft
150 g Lasagneblätter, vorgekocht

Gemüse im Safranreisring

(2 Portionen)

1 Zwiebel
1 Knoblauchzehe
je ½ rote, grüne und gelbe Paprika
½ Zucchino
½ Aubergine
1 EL weißer Balsamico
1 kleine Dose Tomaten
2 mild eingelegte Chilischoten
Salz und Pfeffer
1 Prise Paprikapulver, edelsüß
je 1 EL Basilikum, Oregano und Thymian (wenn möglich frisch)
1 EL Curry
1 Tasse Reis
einige Safranfäden

1. Die Zwiebel und den Knoblauch schälen und fein hacken.
2. Die Paprikaschoten waschen, halbieren, von den Kernen und den weißen Trennwänden befreien und fein würfeln. Zucchino und die Aubergine in kleine Würfel schneiden.
3. In einem beschichteten Topf das Gemüse mit etwas weißem Balsamico anbraten.
4. Die Dosentomaten hinzufügen, kurz aufkochen und danach auf mittlerer Flamme köcheln lassen.
5. Die Kerne aus den Chilischoten entfernen, diese in feine Streifen schneiden und zum Gemüse geben.
6. Die Sauce mit Salz, Pfeffer, Curry und Paprikapulver abschmecken und ca. 5 Minuten kochen lassen.
7. Die frischen Kräuter waschen, fein hacken, unter die Sauce mischen und ihr Aroma entfalten lassen.
8. Währenddessen den Reis mit Wasser und einigen Safranfäden in einen Topf geben und gar kochen.
9. Gemüse und Reis in getrennten Behältern transportieren und beides zusammen in der Mikrowelle erwärmen.

Warme Suppen

Bohnensuppe

(2 Portionen)

1. Das Gemüse säubern. Zwiebel fein würfeln und mit etwas Gemüsebrühe andünsten. Kartoffeln, Möhre und Sellerie ebenfalls in kleine Würfel, Lauch in Ringe schneiden und mit andünsten.
2. Mit der Brühe auffüllen und das Gemüse bissfest köcheln lassen. Bohnen zufügen und nochmals kurz erwärmen. Mit Salz, Pfeffer und Oregano abschmecken.

1 kleine Zwiebel
150 g Kartoffeln
1 Möhre
30 g Sellerie
80 g Lauch
ca. 400 ml Gemüsebrühe
350 g weiße Bohnen aus der Dose
Pfeffer, Salz
Oregano

Karottencremesuppe

(2 Portionen)

1. Karotten, Kartoffeln und Zwiebel schälen und in Stücke schneiden. Das Weiße der Lauchzwiebel in grobe Stücke schneiden, das Grün in feine Streifen schneiden und beiseite stellen.
2. Das Gemüse in einen Topf geben und die Gemüsebrühe zufügen. Alles weich kochen.
3. In der Zwischenzeit die Champignons in feine Scheiben schneiden und mit dem Limettensaft beträufeln, damit sie nicht braun werden.
4. Die Suppe mit einem Stabmixer pürieren. Milch und Frischkäse cremig rühren und mit der Suppe vermengen.
5. Mit den Gewürzen abschmecken, Lauchstreifen und Champignonscheiben untermischen. Suppe in einen gut verschließbaren Behälter füllen und vor dem Verzehr nochmals kurz erwärmen. Mit Petersilie bestreuen

1 Bund Karotten
140 g Kartoffeln
1 kleine Zwiebel
1 Stange Lauch
350 ml Gemüsebrühe
30 g Champignons
etwas Limettensaft
200 ml Magermilch
50 g Frischkäse, 0,2% Fett
Pfeffer, Salz
½ kleines Bund Petersilie
Curry, Ingwerpulver

Frittatensuppe/Flädlesuppe

(2 Portionen)

siehe: Pfannkuchen Grundrezept (½ der Mengenangaben)
2 EL Schnittlauchröllchen
600 ml Instant-Gemüsebrühe

1. Den Pfannkuchenteig nach Grundrezept zubereiten.
2. Die Schnittlauchröllchen untermischen.
3. Den Teig portionsweise in einer beschichteten Pfanne (Ø 22 cm) bei mäßiger Hitze leicht bräunen lassen.
4. Die fertigen, noch warmen Pfannkuchen einrollen und erkalten lassen. Anschließend in ca. 5 mm breite Streifen schneiden.
5. Die Gemüsebrühe laut Angabe zubereiten.
6. Pfannkuchenstreifen (Frittaten) vor dem Servieren mit der heißen Brühe übergießen

***Tipp:** Wer möchte, kann die Gemüsebrühe mit klein gewürfeltem Suppengrün verfeinern.*

Pfannkuchen-Grundrezept

(2 Portionen, ca. 6 Pfannkuchen)

120 ml Magermilch
60 ml Mineralwasser mit Kohlensäure
160 g Mehl
1 gute Prise Salz
6 Eiweiß
1 Msp. Kurkuma

1. Milch, Mineralwasser und das gesiebte Mehl mit einer Prise Salz glatt rühren.
2. Eiweiß leicht aufschlagen und unter die Masse heben.
3. Etwas ruhen lassen.
4. Kurkuma, das unter den Teig gemischt wird, gibt diesem eine schmackhafte Färbung, anstelle von Eigelb.
5. Die Pfannkuchen nacheinander in einer beschichteten Pfanne bei mäßiger Hitze leicht bräunen lassen.

Asiatische Suppe

(2 Portionen)

35 g Glasnudeln
½ l Gemüse- oder Hühnerbrühe
ca. 2–3 cm Ingwer, frisch, in sehr dünne Streifen geschnitten
1 Knoblauchzehe, nach Geschmack
1 Frühlingszwiebel
100 g Pak-Choi oder Chinakohl
150 g eingeweichte Shiitakepilze (nur die Köpfe)
60 g Sojasprossen
Salz, Pfeffer
Sojasauce
Fischsauce, nach Geschmack
2 EL Koriander, frisch, nach Geschmack
2 EL Thai-Basilikum, frisch, nach Geschmack
Chili nach Geschmack

1. Die Glasnudeln mit warmem Wasser bedecken und für ca. 10 Minuten einweichen.
2. In der Zwischenzeit die Brühe zum Kochen bringen. Die Ingwerstreifen und den fein gehackten Knoblauch zufügen. Die Frühlingszwiebeln in feine Ringe schneiden. Den Pak-Choi gründlich waschen und in breitere Streifen schneiden. Die Shiitakepilze ausdrücken. Alles zur Brühe geben und bissfest garen.
3. Die Glasnudeln kalt abschrecken und mit einer Schere mehrmals durchschneiden.
4. Die Sojasprossen abbrausen und zu der Suppe geben.
5. Die Suppe mit Salz, Pfeffer, Sojasauce, Fischsauce und den gehackten Kräutern abschmecken. Nudeln und Sauce in getrennte Behälter füllen, vor dem Verzehr mischen und in der Mikrowelle erwärmen.

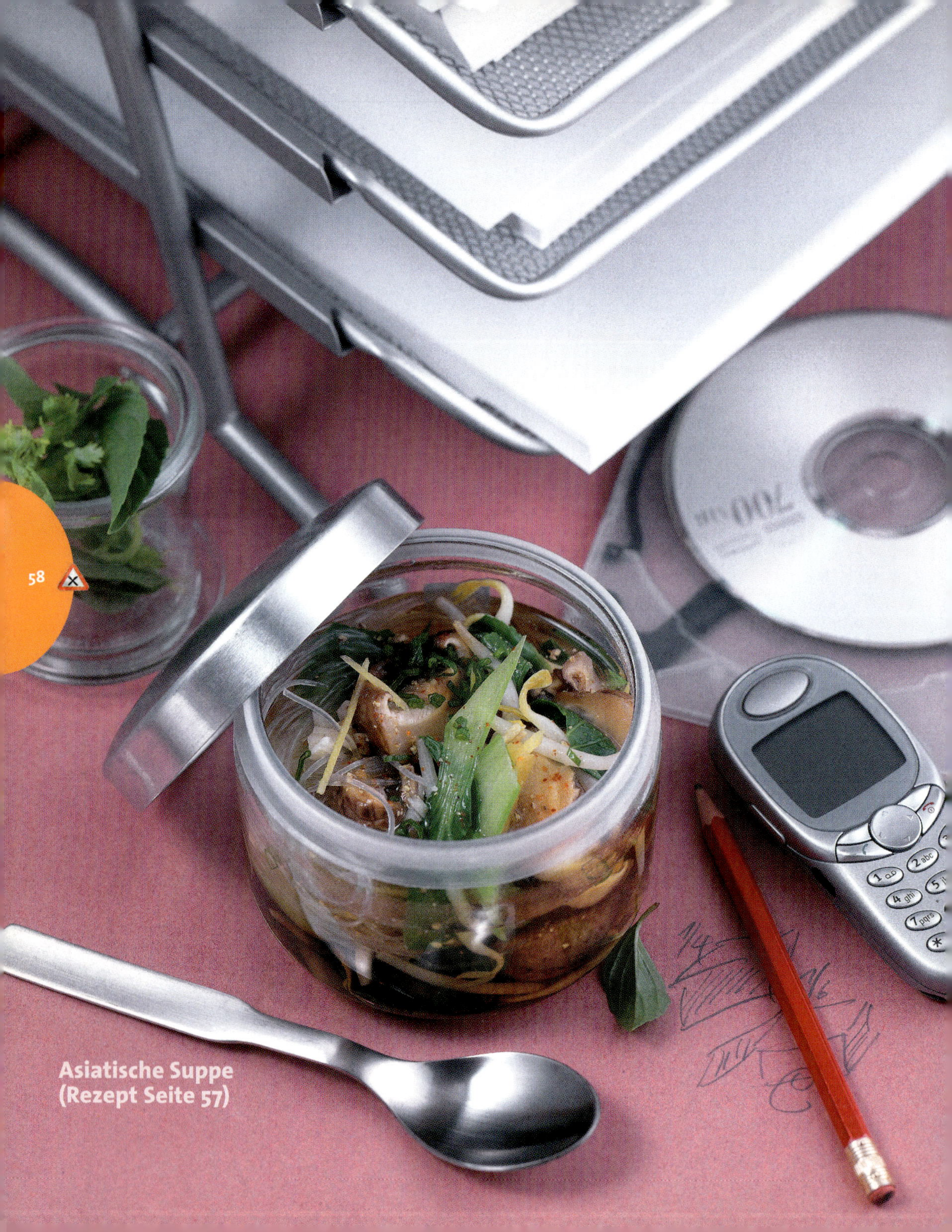

Asiatische Suppe
(Rezept Seite 57)

Persische Möhrensuppe

(2 Portionen)

1. Zwiebel und Knoblauch in 2 EL Wasser glasig dünsten. Petersilie, Aubergine und ca. 50 ml Brühe unterrühren. Etwa 10 Minuten weiterdünsten, bis die Aubergine weich ist.
2. Restliche Brühe, Sellerie, Möhren und Kartoffeln dazugeben und aufkochen lassen.
3. Die Temperatur reduzieren und die Suppe 15 Minuten leicht köcheln lassen. Salzen, pfeffern und die Bohnen dazugeben. Mit Cumin abschmecken und weitere 30 Minuten köcheln lassen.

1 Zwiebel, gehackt
½ Knoblauchzehe, fein gehackt
1 TL Petersilie, gehackt
½ Aubergine, geschält und gewürfelt (ca. 150 g)
½ Liter Gemüsebrühe
½ Selleriestange, gehackt
2 Möhren, klein gewürfelt
1 kleine Kartoffel, geschält und gerieben
60 g Kidneybohnen, abgetropft
Salz, Pfeffer
½ TL Cumin (Kreuzkümmel)

Maiscremesuppe

(2 Portionen)

1 Zwiebel
1 Kartoffel, mittelgroß, ca. 150 g
500 ml Magermilch
1 Lorbeerblatt
etwas geriebene Muskatnuss
230 g Gemüsemais
½ TL Speisestärke
1½ EL Wasser
2 EL Magerjoghurt
Salz, Pfeffer
1 EL frische Schnittlauchröllchen

1. Zwiebel und Kartoffel schälen und in grobe Würfel schneiden. Beides mit der Milch erhitzen.
2. Lorbeer, Muskat und die Hälfte der Maiskörner zufügen und ca. 15 Minuten garen. Suppe ab und zu umrühren.
3. Das Lorbeerblatt entfernen und die Suppe pürieren. Speisestärke in kaltem Wasser anrühren und unter die Suppe rühren. Die restlichen Maiskörner zufügen und alles nochmals kurz aufkochen lassen.
4. Suppe vom Herd nehmen, Joghurt unterrühren, mit Salz und Pfeffer abschmecken und mit den Schnittlauchröllchen bestreut essen.

***Tipp:** Wer eine gelockerte Diät macht, kann evtl. 50 g fettarme Geflügelwurst, in Streifen geschnitten, unter die Suppe rühren.*

Zucchinisuppe

(2 Portionen)

1. Zucchini, waschen und Blütenansatz und Stiel entfernen. Mit der Schale in gröbere Streifen schneiden. Ein kleines Stück in feinere Streifen schneiden und diese als Suppeneinlage und zur Dekoration beiseite stellen.
2. Paprika ebenfalls in größere Stücke schneiden, ebenfalls ein Stück in feinere Streifen schneiden und aufbewahren.
3. Zwiebel in Würfel schneiden und in etwas Gemüsebrühe glasig dünsten. Zucchini und Paprika zufügen und ebenfalls kurz mitdünsten.
4. Mit Weißwein ablöschen und mit Gemüsebrühe auffüllen. Die Suppe so lange köcheln lassen, bis alles Gemüse weich ist.
5. Die Suppe mit einem Stabmixer pürieren. ²/₃ der Zucchini- und Paprikastreifen zur Suppe geben und nochmals kurz köcheln lassen.
6. Topf vom Herd nehmen, Frischkäse mit Joghurt mischen und alles unter die Suppe rühren. Mit Salz, Pfeffer und Chilipulver abschmecken, mit den restlichen Paprika- und Zucchinistreifen bestreuen und in einen Transportbehälter füllen. Die Suppe ist zum warmen oder kalten Verzehr geeignet.

450 g Zucchini
1 kleine rote Paprika
1 kleine Zwiebel
550 ml Gemüsebrühe
100 ml Weißwein
10 g Frischkäse, 0,2 % Fett
10 g Magerjoghurt
Salz, Pfeffer, weiß
Chilipulver (nach Geschmack)

> ***Tipp:** Wer aus der neutralen Zucchinisuppe eine Fettmahlzeit machen will, kann den Joghurt durch fetteren Frischkäse und Crème légère ersetzen.*

Rezeptverzeichnis

Verlagsinformation

Gesundheit auf Rezept

In derselben Reihe sind erschienen:

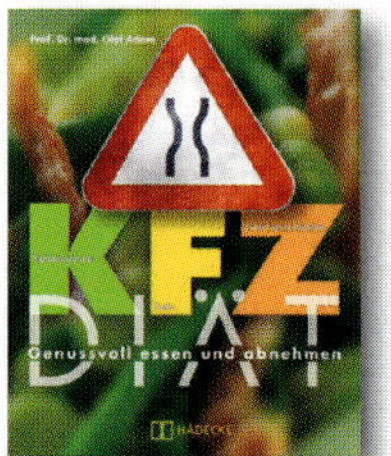

KFZ-Diät – Genussvoll essen und abnehmen

Bei dieser Reduktionskost werden die Grundlagen des Kohlenhydrat- und Fettstoffwechsels genutzt, um die Gewichtsabnahme zu erleichtern. Das Prinzip ist einfach und eine neue Form der Trennkost: Durch Zufuhr der richtigen Nährstoffe zur rechten Zeit wird der Grundumsatz angehoben und der Körper auf Leistung programmiert.
Das Basisbuch zum KFZ-Prinzip von Prof. Dr. med. Olaf Adam
160 Seiten mit 13 Rezeptfotos, 17 Tabellen und 18 erklärenden Grafiken. ISBN 3-7750-0394-0.

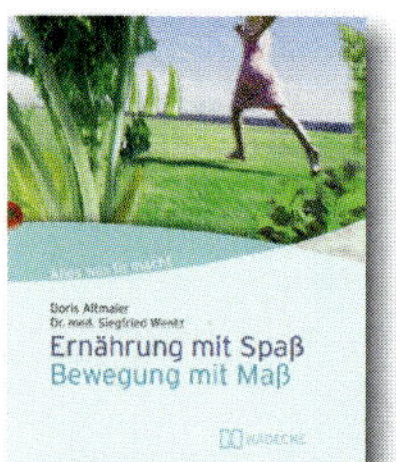

Ernährung mit Spaß – Bewegung mit Maß

Gesundheit aktiv gestalten: Ein Sportmediziner und eine Diätassistentin präsentieren ein moderates Fitnessprogramm für mehr Gesundheit, Wohlbefinden und Lebensqualität.
Dieser Ratgeber für Fitness legt die Messlatte nicht in unüberwindbare Höhe. Aus der Praxis in der Klinik haben die Autoren ein Programm entwickelt, das behutsam zu mehr Leistungsfähigkeit und weniger Gewicht führt. Die exquisiten und leicht nachvollziehbaren Rezepte garantieren den Langzeiterfolg mit Genuss.
Von Doris Altmaier und Dr. med. Siegfried Wentz
192 Seiten mit 81 Farbfotos. ISBN 3-7750-0442-4

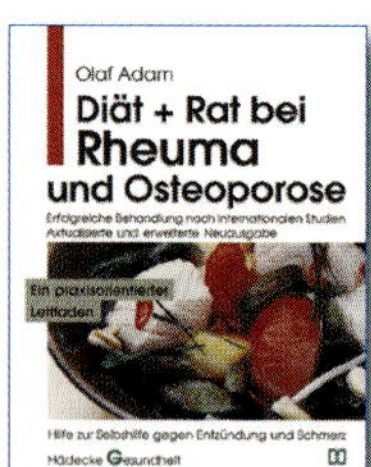

Diät und Rat bei Rheuma und Osteoporose

Durch neueste Untersuchungen bestätigt: Die richtige Ernährung wirkt bei Rheuma und Osteoporose schmerzlindernd und entzündungshemmend.
Der praxisorientierte Leitfaden des Rheumaspezialisten bietet Hilfe zur Selbsthilfe und das nötige Grundwissen. Der Körper erhält durch diese „Diät“ mit vielen leckeren Rezepten die richtigen Nährstoffe, um Entzündungen und Schmerzen keine Chance zu geben.
Von Prof. Dr. med. Olaf Adam
176 Seiten mit 17 Farbfotos, 24 Tabellen und 6 Grafiken, ISBN 3-7750-0351-7.

Weitere Informationen über Bücher für Gesundheit und Genuss erhalten Sie kostenlos bei

HÄDECKE
Walter Hädecke Verlag · Postfach 1203 · D-71256 Weil der Stadt
Fax +49(0)7033/1380813 · www.haedecke-verlag.de